寺本神経内科クリニック院長／頭痛専門医
寺本 純

いちばん多い頭痛＝緊張型頭痛のすべて

頭痛をスッキリ治す本

健康ライブラリー
スペシャル

講談社

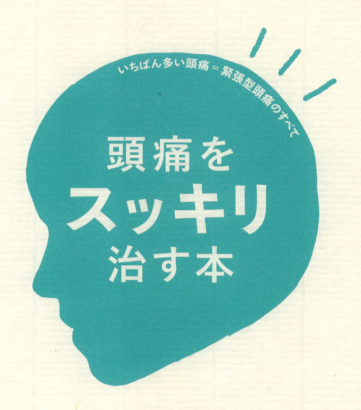

頭痛をスッキリ治す本　もくじ

第3章 ストレスタイプの緊張型頭痛

第4章 片頭痛タイプの緊張型頭痛

片頭痛タイプの緊張型頭痛の治療法

第5章
緊張型頭痛と間違えやすい病気

装丁・もくじ・章扉デザイン……加藤愛子（オフィスキントン）
本文図版・イラスト……関根庸子
本文デザイン・DTP……山中 央

頭痛をスッキリ治す本

はじめに

～緊張型頭痛は、大いなる「ふつうの頭痛」である

　この本を手に取った皆さんのなかには、「いつも肩がこっていて頭が重い」「ずっと頭痛がしてなかなかスッキリしない」といった悩みを抱えている人がたくさんいることと思います。

　このような人が医療機関を受診すると、たいてい「緊張型頭痛です」と診断されるようです。緊張型頭痛は日本人にもっとも多い頭痛で、ごく軽症の人まで含めると患者数は2000万人を超えるともいわれています。

　では、緊張型頭痛とはどのような病気なのでしょうか。

　国際頭痛分類を策定する中心的立場にあったデンマークのオルセン医師は、緊張型頭痛について、「緊張型頭痛は本当に疾患であるかと言うならば、本能的には否《いな》である」と述べています。つまり、「病気」というほどのものではないということです。「ありふれた症状である」と言ってもいいでしょう。

私は、緊張型頭痛は大いなる「ふつうの頭痛」と考えています。外国の文献のなかには、「人生のなかで、いっときであったにせよ緊張型頭痛を経験する比率は78％である」と記されたものがあります。多くの人が経験する一般的なものであるということです。それほど多い頭痛だけに、症状の個人差は大きく、ごく軽い頭重感《ずじゅうかん》にとどまっている人から、ふだんの生活に支障をきたすほどの人まで、さまざまなケースが存在することはたしかです。

緊張型頭痛は、「痛みが頭全体にわたる」「ズキズキというよりジワーッと痛い」「頭痛の切れ目がはっきりしない」などの特徴を示します。頭がズーンと重たいだけの場合、すなわち頭重感も含まれます。

緊張型頭痛は、ありふれた頭痛ですから、医療機関でＭＲＩなどの画像検査、また血液や髄液の検査を受けても異常は認められません。すなわち、パッとみてはっきりとした画像化、数値化される異常がない頭痛は、すべて緊張型頭痛と診断されてしまうことが多いのです。

しかし、ありふれた頭痛であるからといって、まったくもって健康な人に現れるわけはありません。なんらかの要因が影響しているに違いないはずです。要因となるなんらかの背景があるときに、頭痛となって現れてくるのです。

ただ、まだ国内では原因や背景を考えながら緊張型頭痛の診療に臨んでくれるすぐれた頭痛専門医は少ないのが実情であり、ドクターショッピング（あちこちの病院を渡り歩くこと）をくり返す人や、受診してもなかなか治らないとあきらめてしまっている人、さらには適切な施設に行き着けず、受診の意欲がそがれてしまった人もかなり多いのではないかと思います。

また、治療を受けていてもなかなか治らないので、脳になにか大変なことがおこっているのではないか、じつは重大な病気につながるのではないか、と心配になっている人もいることでしょう。

ここで、頭痛に悩む読者の方々に知っていただきたいのは、医師に「緊張型頭痛です」と診断されただけでは、頭痛から解放されるにはまったく不十分と言わざるを得ないということです。頭痛が現れるときにはなんらかの背景要因が存在しているわけですから、自らの背景要因はいったいどういうことなのだろうか、という観点で頭痛を考えてみる必要があります。

じつは、頭痛を持っている人が正確な知識を持つことによって診断名に納得した結果、頭痛も軽減してしまうということはよくあります。とくに緊張型頭痛においては、その背景を知ることで適切な対処法を選択できるようになるからか、改善に向かう傾向が強いのです。

緊張型頭痛の背景要因を追求しようとする姿勢は、少なくとも国内では乏しいようですが、外国では、片頭痛に比べると少ないながら、さまざまな研究成果などが出されています。本書では、それらも踏まえ、いろいろな背景の存在を念頭に、3つのタイプに分けて説明することにしました。

大多数の方が、3つのタイプのうちいずれかにあてはまると思いますので、頭痛から解放されるために、役立ててください。

第１章

緊張型頭痛には3つのタイプがある

◉頭痛を訴える4人の患者さん

緊張型頭痛はかつて「筋収縮性頭痛」とよばれていましたが、1988年に発表された国際頭痛分類では名称が変わり、緊張型頭痛とよばれるようになりました。筋収縮性頭痛とは、首や肩の筋肉が収縮し、こりがひどくなっておこる頭痛のことです。

じつは、単に名称が変わっただけでなく、中身も複雑化して首や肩のこりによる頭痛だけを指すわけではなくなったのですが、現在でも緊張型頭痛と筋収縮性頭痛は同じだと思っている人が、患者さんはもちろんのこと、医療関係者にも多いようです。

ひとくちに緊張型頭痛といっても、2000万人を超える患者さんがいるわけですから、ごく軽いものから治療に反応しない厄介なものまで、その程度にはかなりの個人差があります。しかも、緊張型頭痛をおこす原因や背景もさまざまです。そのことを知っていただくために、はじめに4人の患者さんの具体例を紹介することにしましょう。

例1　Aさん：男性・61歳

仕事が終わると、同僚と一杯飲んでストレスを発散しています。ふだんから心がけて運動するというような習慣はまったくありません。先日、仕事の都合で昔の書類が必要になり、会社の倉庫で重い箱を一つひとつ開けながら書類をさんざん探し続けたために、すっかりくたびれてしまいました。帰宅してから頭がズーンと重い感じがするのに気づきましたが、入浴して軽くお酒を飲んで寝てしまいました。

翌日には肩や腕、足腰の筋肉が痛く、頭も少し痛かったのですが、２〜３日もしたら痛みはすっかりよくなりました。

例２　Ｂさん：女性・40歳

20歳代から肩こりがよくありました。最近では仕事が忙しいので運動をする機会も少なく、いつもコンピュータに向かって働いているので、常に肩から首にかけて強いこりを感じます。頭も痛いのですが、強烈な痛みというわけではなく、鈍痛がずっと続いています。まるで、輪っかで頭を締めつけられている孫悟空《そんごくう》のような気分です。

入浴したり、首すじの筋肉をマッサージしたり、休日にゆったりと過ごすようにしていると、肩こりも頭痛もいつもよりはいくらか軽くなりますが、痛みが完全に消えることはありません。

例3　Cさん：男性・51歳

どちらかというと細かいことが気になる性格で、神経質な面があります。最近、不況のために会社の従業員数が減り、仕事量が増えてきました。夜9時まで残業しなければその日の仕事が片づかなくなった頃から、頭痛がおこるようになりました。

その後はいつも頭痛を感じるようになり、ときには痛みがかなり強くなります。頭の芯のほうから痛む感じがします。心療内科を受診したらうつと診断され、抗うつ薬をもらいましたが、頭痛はまったくよくなりません。肩こりはないわけではないですが、気になるほどのものではありません。

例4　Dさん：女性・48歳

20歳の頃から、ときどきズキンズキンと痛む片頭痛がありました。はじめは1ヵ月に2～3回おこる程度でしたが、だんだん回数が増えていき、40歳代になると1ヵ月の半分くらいは頭痛がおこるようになりました。

45歳を過ぎた頃には、痛みの感じが変わり、たまに強い痛みが出る日もありますが、ほぼ毎日のように頭全体に中くらいの痛みがずっと続くようになりました。以前は痛み止めの薬を飲むと効いたのですが、この頃はまったく効かなくなってしまいました。

◉緊張型頭痛には3つの特徴がある

いま紹介した4人の患者さんは、いずれも頭痛を訴えています。頭痛だけに注目すれば、いずれも緊張型頭痛という診断になります。そう診断されるのは、4人の頭痛には緊張型頭痛に共通する3つの特徴があるからです（**表1-1**）。

表 1-1　緊張型頭痛の特徴

1. ジワーッ、ズーンとした同じ強さの痛みがずっと続く（均一性の痛み）。
2. 頭の両側に痛みが出て、痛みに左右差はない。
3. 痛みが一定時間、持続する（非発作性）。

第1の特徴は、どの患者さんも均一性の痛みを示していることです。均一性の痛みとは、同じ強さの痛みがずっと続くことです。「ジワーッとした痛み」「ズーンとした痛み」とよく表現されます。脈に一致してズキンズキンと痛む片頭痛や瞬間的にピリッとした痛みが間欠的に現れる神経痛では、時間とともに痛みが強くなったり弱くなったりしますが、そのようなタイプの痛みではないということです。

第2の特徴は、どの患者さんも頭の両側に痛みが出ていることです。片頭痛では頭の片側の痛みであることが多く、両側が痛む人でも痛みの強さに明確な左右差があります。しかし、いま紹介した4人の患者さんの痛みにはほとんど左右差はありませんでした。

第3の特徴は、どの患者さんも痛みが一定時間、持続していることです。Aさんは2〜3日で頭痛が消えているので、持続性の痛みではないように思われますが、じつはこのような痛みも「発作性でない」（非発作性）という意味で「持続性」と考えるのです。

　発作性の頭痛の代表である片頭痛では、「朝8時頃から痛みが出そうな前ぶれがあり、9時頃には頭がガンガンするほど痛み出し、ずっと痛みが続いたが夕方くらいからは少しよくなってきた」というように、いつ頃から痛みが出はじめ、いつ頃から改善しはじめたか、という具体的な経過を自覚することができます。このような痛みの出現様式を発作性といいますが、非発作性とはそういった具体的な痛みの変化を時間経過として把握で

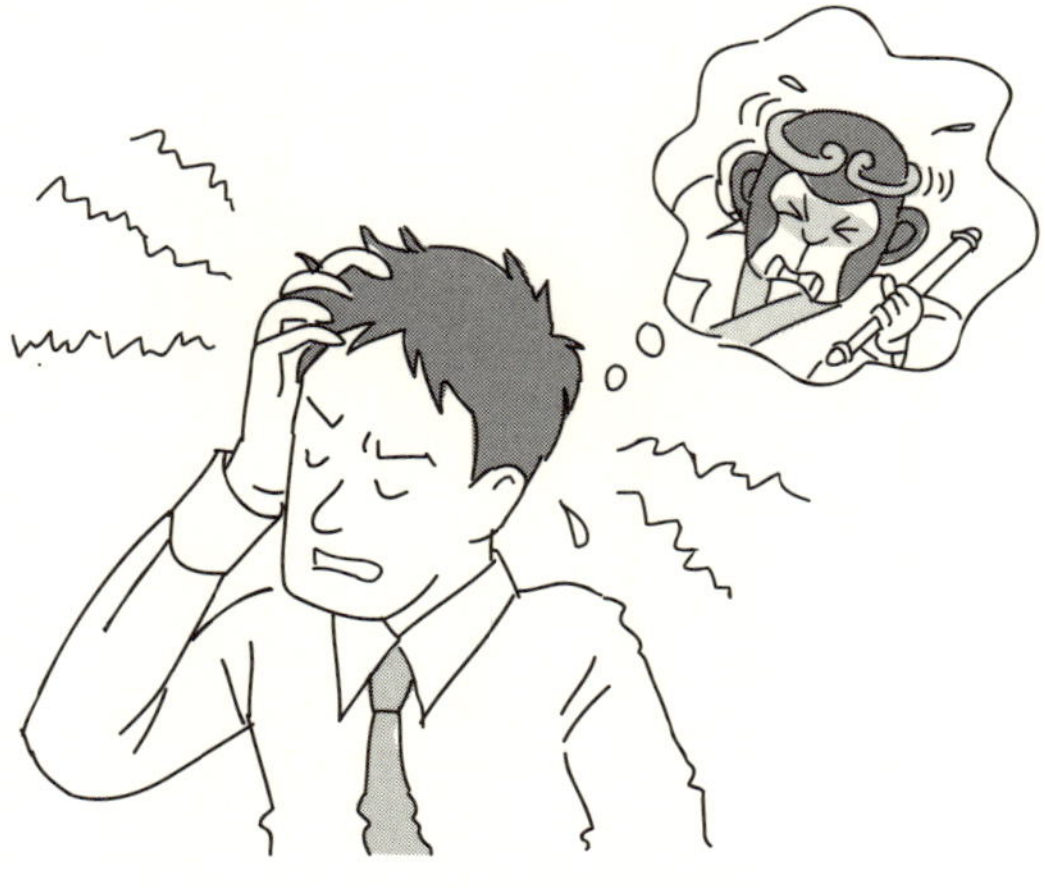

「ジワーッと痛い」緊張型頭痛

表 1-2　慢性緊張型頭痛の診断基準

A.　３ヵ月以上にわたり、平均１ヵ月に 15 日以上（年間 180 日以上）の頻度で発現する頭痛で、かつ B ～ D を満たす。

B.　頭痛は数時間持続するか、あるいは絶え間なく続くこともある。

C.　頭痛は以下の特徴のうち少なくとも 2 項目を満たす。

1. 両側性
2. 性状は圧迫感または締めつけ感（非拍動性）
3. 強さは軽度～中等度
4. 歩行や階段の昇降のような日常的な動作により増悪《ぞうあく》しない

D.　以下の両方を満たす。

1. 光過敏、音過敏、軽度の悪心《おしん》はあってもいずれか 1 つのみ
2. 中等度～重度の悪心や嘔吐《おうと》はいずれもない

E.　その他の疾患によらない。

＊国際頭痛分類第３版による

きないことを意味します。

以上の3つの特徴を国際頭痛学会の診断基準（**表1－2**）に照らし合わせると、緊張型頭痛に該当します。したがって、「4人の患者さんの頭痛は緊張型頭痛である」と診断されることになるのです。

なお、国際頭痛分類第2版以降、頭痛の頻度と持続時間によって、緊張型頭痛を稀発《きはつ》反復性緊張型頭痛、頻発反復性緊張型頭痛、慢性緊張型頭痛の3つに分けていますが、病院を受診する必要のある患者さんは、ほとんどが慢性緊張型頭痛です。したがって、本書で緊張型頭痛といったときには、慢性緊張型頭痛であると考えてください。

◉「緊張型頭痛」は病名というより「症状」

ところで、「4人とも緊張型頭痛である」という診断には疑問を感じる人も多いのではないでしょうか。頭痛だけに注目すれば、現在の診断基準ではそのような診断になるとしても、頭痛以外の症状に目を向けると、ほんとうに同じ診断でよいのかどうか、という気がしてきます。

第一印象からいえば、Aさんは首の筋肉が疲れて痛くなっただけ、Bさんは日本人にありがちな慢性の肩こり症、Cさんは精神的な不安感が影響している状態、Dさんはもともとの片頭痛が悪化しているのではないか、と考えるのが自然ではないでしょうか。

しかも、頭痛をおこした原因や背景がまったく違い、なにもしなくても2〜3日ですっかりよくなったAさんから薬を飲んでも効かないDさんまで、頭痛の程度にはかなりの幅があるのに、同じような緊張型頭痛の治療を受けて全員がよくなるものでしょうか。

そういうふうに考えはじめると、「緊張型頭痛」というのは病名として通用するのだろうか、という疑問が湧いてきます。

この疑問を、「発熱」という現象と対比して、別の角度から検証してみましょう。まず、以下の4人の患者さんがいると想定してください。

- **Ｅさん**：扁桃腺になんらかの細菌感染をおこして熱が出た
- **Ｆさん**：ウイルス性の脳炎をおこして高い熱が出た
- **Ｇさん**：がんがあるために腫瘍《しゅよう》熱が出た
- **Ｈさん**：脳卒中をおこして温熱中枢が障害され、体温コントロールが乱れて熱が出た

つぎに、〈発熱症〉という病気に以下の２つの診断基準があると考えてください。

①体温の上昇が認められる

②その体温上昇は一定時間、持続している

そして、４人の患者さんには2つの特徴が共通して認められるので、これらは〈発熱症〉であると診断されたとしましょう。実際には、Ｅさんは扁桃腺炎、Ｆさんはウイルス性脳炎、Ｇさんは腫瘍熱、Ｈさんは温熱中枢の障害でした。４人の患者さんはまったく異なる病気によって発熱していたのです。つまり、４人を〈発熱症〉と診断することは、ごく一部の症状だけに共通点を見つけ出してひとくくりにしてしまっているということです。そもそも〈発熱症〉という名称は、病名ではなく症状を示すものであることは読者の皆さんもおわかりでしょう。

この例と緊張型頭痛の例を比べてみてください。よく似ていると思いませんか。緊張型

頭痛という名称も、じつは〈発熱症〉という名称とほぼ同じような意味合いなのです。ですから、緊張型頭痛とは、基本的には症状を示すものである、と考えておいてください。

◉頭痛の原因や背景を見極めることが重要

緊張型頭痛という病名は症状を示しているにすぎないとしても、診断については医学界で決めた基準があるわけですから、それに従わざるを得ないでしょう。しかし、治療となると話は別です。頭痛をひきおこすもととなる原因や背景にアプローチしなければ、効果的な治療などできるわけがないからです。

〈発熱症〉の例で示した4つの病気のいずれも、解熱剤を使って治療すればよいなどと思う人はいないでしょう。扁桃腺炎には抗生物質が、ウイルス性脳炎には絶対安静と脳障害防止対策が、腫瘍熱には原疾患であるがん治療が、温熱中枢の障害には脳障害の進行阻止が必要であることは、言うまでもありません。補助的に解熱剤を用いることがあったとしても、解熱剤が治療の中心にならないことは、はっきりしています。

緊張型頭痛の患者さんの治療の場合も同じです。**緊張型頭痛をおこした原因や背景がそれぞれ違うのに、一律に鎮痛薬を投与するというような治療で全員がよくなるはずがない**

のです。頭痛がなぜおこったのか、その原因や背景をしっかり見極めなければ、治療はうまくいきません。

しかし、緊張型頭痛の治療については、片頭痛に比べるとまだまだ進んでいないのが実情です。日本頭痛学会が作成した医師向けのガイドライン（診療指針）には緊張型頭痛についてわずかなページしか割かれていませんから、治療法も昔ながらの鎮痛薬や筋弛緩《きんしかん》薬、抗うつ薬、運動療法などといったものしか記載されていません。

ところが、医療機関を受診するような緊張型頭痛の患者さんでは、その程度の治療法では満足できるほどの効果は見られないのです。というのは、逆説的な言い方になりますが、緊張型頭痛の患者さんには、軽症の患者さんが圧倒的に多いからです。医療機関を受診するほどではない軽症の人は、少し休息をとったり、柔軟体操をしたり、市販の鎮痛薬を飲んだりすればよくなります。軽症なら、それで十分なのです。

いっぽう、そのような対処法ではちっともよくならないという重症の人は、当然ながら医療機関を受診します。緊張型頭痛の患者さんは国内で２０００万人を超えると推定されていますから、重症の人、難治性の人は比率の上では少ないとはいえ、絶対数はかなり多いと考えられます。このような患者さんが医療機関を受診しても、不十分と言わざるを得ない現在のガイドラインに従った治療ではうまくいかず、結局「これ以上は治りません」

ということになってしまうのです。

ガイドラインの緊張型頭痛の項には「予後が不良のこともある」と書いてあります。患者さんのなかに難治性の人がいるのはたしかですが、通り一遍の治療を受けただけで「予後不良」などと片づけられてしまっては、患者さんはたまりません。

緊張型頭痛の原因や背景を医師がきっちりと分析して見極め、適切な治療法を選択すれば、頭痛は改善され、患者さんは痛みから解放されるはずです。すべての患者さんにというわけにはいきませんが、70～80％の患者さんには、従来よりも効果的な治療によって、改善が期待できるのです。

◉緊張型頭痛の3つのタイプとは？

効果的な治療を受けるためには、まず皆さん自身の緊張型頭痛をよく見直していただきたいと思います。どのような原因や背景があって頭痛がおこったのかを把握していただくために、本書では、緊張型頭痛を以下の3つのタイプに分けることにします。

〔1〕肩こりタイプ

日本人に多いタイプです。頭痛のおおもとは肩や首の強いこりで、患者さんは頭痛とともに肩や首のこりを訴えます。第2章で説明します。

〔2〕ストレスタイプ

精神的ストレスが強くかかわったと考えられる頭痛で、かつては心因性頭痛とよばれていました。肩や首のこりは伴いません。第3章で説明します。

〔3〕片頭痛タイプ

若い頃からの片頭痛が、加齢や薬の影響で変化し、緊張型頭痛と区別がつきにくくなった頭痛です。変容型片頭痛ともよばれます。第4章で説明します。

医療機関で緊張型頭痛という診断を受けた人、あるいはインターネットなどで調べてみて自分は緊張型頭痛ではないかと思った人は、もう一歩踏み込んで、この3つのタイプのうちのどれにあてはまるのかをまず考えてみてください。おそらく大多数の人は、いずれかにあてはまると思います。まずは、自分の頭痛がどれなのかを判断し、該当する章から読んでいただいてもよいでしょう。

第2章

肩こりタイプの緊張型頭痛

「肩こりタイプの緊張型頭痛」とは？

症例1　H・Iさん：女性・32歳

20歳頃より、肩がこりやすいことを自覚していました。大学を卒業して事務系の仕事に就くと、25歳頃にはかなり**肩のこりがひどくなりました。ときには首すじまでこってくることもあり、**そういったときには頭が重く感じるだけでなく、痛みも現れるようになりました。

仕事では、ほぼ一日中コンピューターに向かっています。この1～2年は会社の仕事内容が変わったことで、より忙しくなり、それとともに肩や首のこりや、頭痛も強くなってきました。

休日はきちんと取れていて、睡眠時間もきちんと確保できていますが、**仕事がないときでも頭がスッキリすることはありません。**それでも休日は、仕事のある日と比べると頭痛がいくらか軽いような気もします。

テレビなどで紹介される肩こりの体操を見てやってみるのですが、体操の後はいくらか肩こりがよくなった気がしても、一時的な効果にすぎません。

最近では、勤務中に頭痛を感じることが多くなりました。仕事に支障をきたすほどではありませんが、やはり気になるので、市販薬を買って服用することがあります。はじめの頃は、痛みが半分くらいに軽くなっていたのでときどき服用していましたが、徐々に毎日服用するようになり、だんだんと効果が低下してきました。

近所のクリニックを受診してみたところ、**ＭＲＩ検査では異常がない**とのことで、鎮痛薬と湿布を処方されました。服用した結果、いくらかよくなったような気もしましたが、基本的にはたいして変化はありませんでした。

その後、知人に勧められた整体治療に行ってみたところ、施術を受けているときにはこ

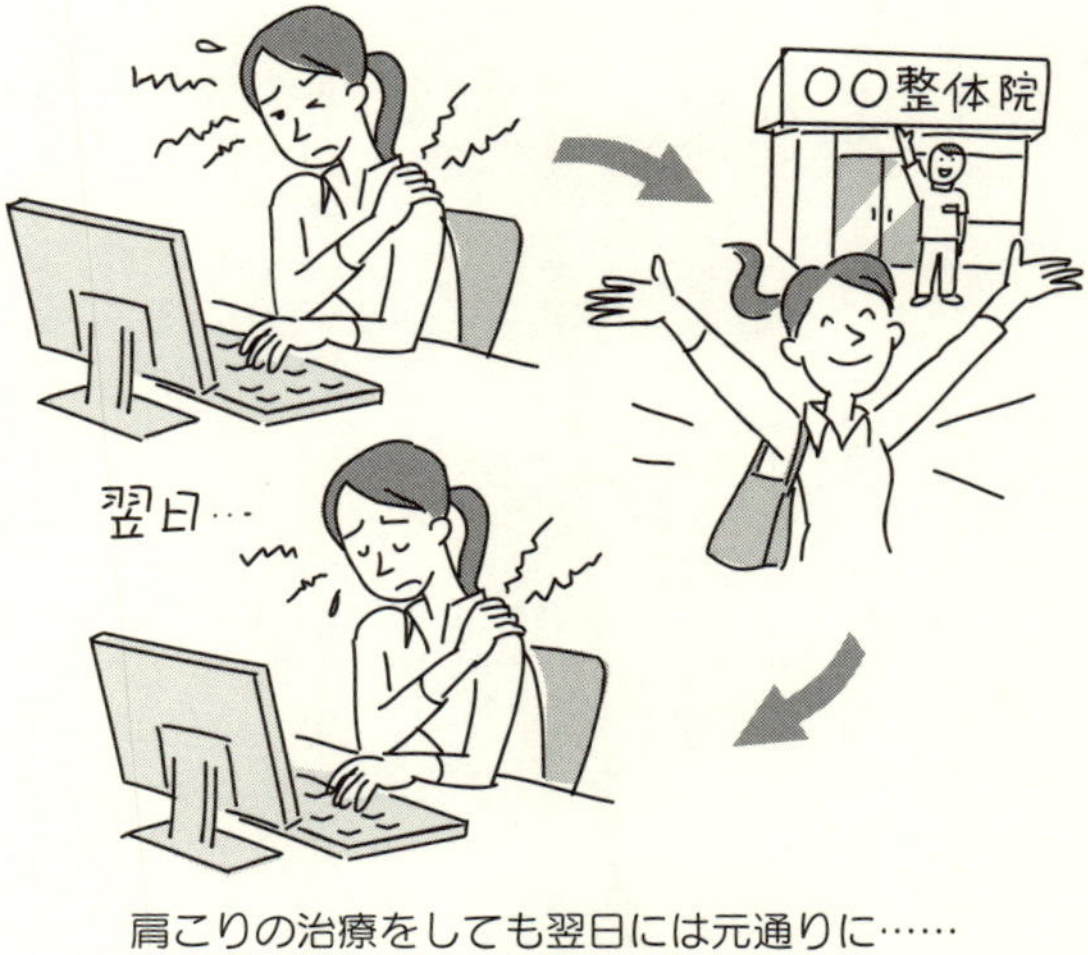

肩こりの治療をしても翌日には元通りに……

りも頭痛も明らかに軽快するのですが、翌日にはまた元通りになり、持続的な効果が得られるわけではなかったので、通院はやめてしまいました。

改めて別の医療機関を受診したところ、緊張型頭痛との診断を受け、デパスという薬剤を処方されました。この薬を服用すると頭痛はいくらか減りますが、肩や首のこりにはたいして効きません。

当面は仕事の内容が変わるわけではなく、このまま頭痛がずっと続くのかと思うと気が重くなり、なんとかもう少し改善できないものかと思って、当院を受診しました。

◉頭痛のおおもとは肩こり

首や肩の筋肉が収縮してかたくなり、こりやつっぱり感、痛みが現れる「肩こり」は、日本人の国民病とも言われるほど、ごくありふれた症状です。この**肩こりが頭痛にまで発展した状態が「肩こりタイプの緊張型頭痛」**と考えてください。この緊張型頭痛は日本人にはもっとも多い、いわば主流ともいえる頭痛です。

かつて筋収縮性頭痛とよばれていたこともあって、多くの医師が「緊張型頭痛とは肩こりに伴う頭痛だ」と理解しています。ところが最近では、頭痛で受診してくる若い患者さ

図 2-1　僧帽筋と頭板状筋

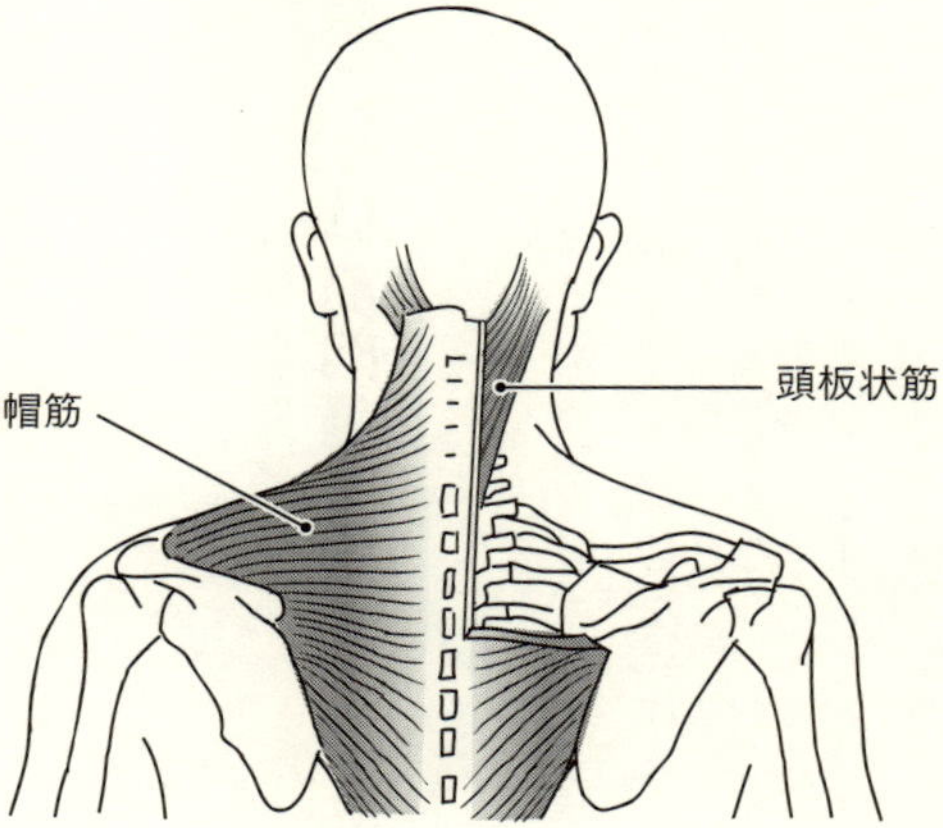

んたちに「肩こりはありますか？」と質問すると、「いいえ、肩こりはありません。首こりがあります」と答える人が多くなってきました。

厳密にいえば、肩とは肩関節がある骨がやや出っ張った部分のことですが、昔からよく使われる「肩こり」という言葉はかならずしもこの部分のこりを指しているわけではなく、首すじから肩にかけてのこりのことをいいます。

首すじから肩にかけては僧帽筋《そうぼうきん》があり、首すじの僧帽筋よりも深いところには頭板状筋《とうばんじょうきん》があります（**図2-1**）。どちらもこりやすい筋肉ですが、もっともこるのは頭板状筋です。肩こりといっても実際には首すじがこる人が多いので、若い患者さんたちがいう「首こり」という表現のほうが、頭板状筋に対応していて実態に近い感じがします。最近では製薬会社のコマーシャルにも首こりという言葉が使われていますから、この言葉もだんだんと定着していくでしょう。

本書では、従来通り「肩こり」と表現することにしますが、これは、おもに首すじから肩にかけての筋肉性の痛みである、と理解しておいてください。

◉肩こりは筋肉痛と同じ？

肩がこると、たいていの人は肩たたきや肩もみをするでしょう。肩たたきや肩もみの最中には誰もが一定の快感を覚えますし、肩たたきや肩もみをした直後にはいくらか痛みやこりが和らぐからです。もし肉離れ（筋線維断裂）や筋炎（筋肉の炎症）などをおこしているのなら、筋肉を押さえたり、もんだりすると、かえって痛く感じるはずです。

筋肉をほぐすと気持ちがよいということは、病的な痛みではない、だから肩こりは生理的な疲労性の筋痛ではないか、とこれまでは考えられていました。

スポーツや重労働などで筋肉が代謝活動を行うと、発痛物質とよばれる乳酸、カリウムイオン、P物質などの老廃物が発生し、それによって筋肉痛がおこります。これが疲労性の筋痛です。この場合、マッサージなどでもみほぐしたりすると気持ちがよくなることは、読者の皆さんも経験があるでしょう。これは、マッサージをすると老廃物が早く洗い流され、筋肉のなかにブドウ糖や酸素などが新たに流入するのを助けるからです。

肩こりの場合も、肩たたきや肩もみをして、こっている部分をほぐすと気持ちがよくなることを考えると、同様に疲労性の筋痛であるように思えます。しかし、肩こりが単に疲労性の筋痛だけでおこるのかというと疑問です。

スポーツや重労働をしたあとに筋肉痛をおこした場合を考えてみましょう。激しい運動のあとでは筋肉はかたくなり、強い筋肉痛が残ります。足の筋肉なら、階段を昇るのもつらいほど痛くなります。肩や背中の筋肉でもこれは同じで、腕を上げたり、首をひねって振り向くのもつらいほど痛くなってしまうことがよくあります。しかし、睡眠をとったり、休息したりすることで数日のうちによくなり、最終的には完全に筋肉痛は消えてしまいます。

これに対して、肩こりの場合はどうでしょうか。肩たたきや肩もみのあとは一時的には気持ちがよくなりますが、１時間も経たないうちに元通りの状態になっていることに気づくでしょう。十分な休息をとったとしても、肩こりが２〜３日で完全によくなることはありません。いくらか軽くなることはあっても、基本的にはずっとこりが続いたままです。

さらに、別の観点からも疲労性の筋痛と肩こりを比較してみましょう。睡眠中の痛みの感じ方に違いがあるかどうかです。

スポーツや重労働のあとの筋肉痛では、睡眠中であっても寝返りなどを打った拍子に痛みを感じ、「イタタタッ……」と一瞬目を覚ましてしまった経験のある人は多いでしょう。

肩こりの場合はどうでしょうか。緊張型頭痛の患者さんを診察すると、たいてい「いつも頭が痛い、いつも肩がこっている」と訴えます。そこで、「夜、眠っているときにも肩や首の痛みのせいで目を覚ますことがありますか？」と質問すると、「いつもいつも」と強調していた患者さんのほとんどが一瞬意外な顔をして、「あっ、そういえば夜は痛みを

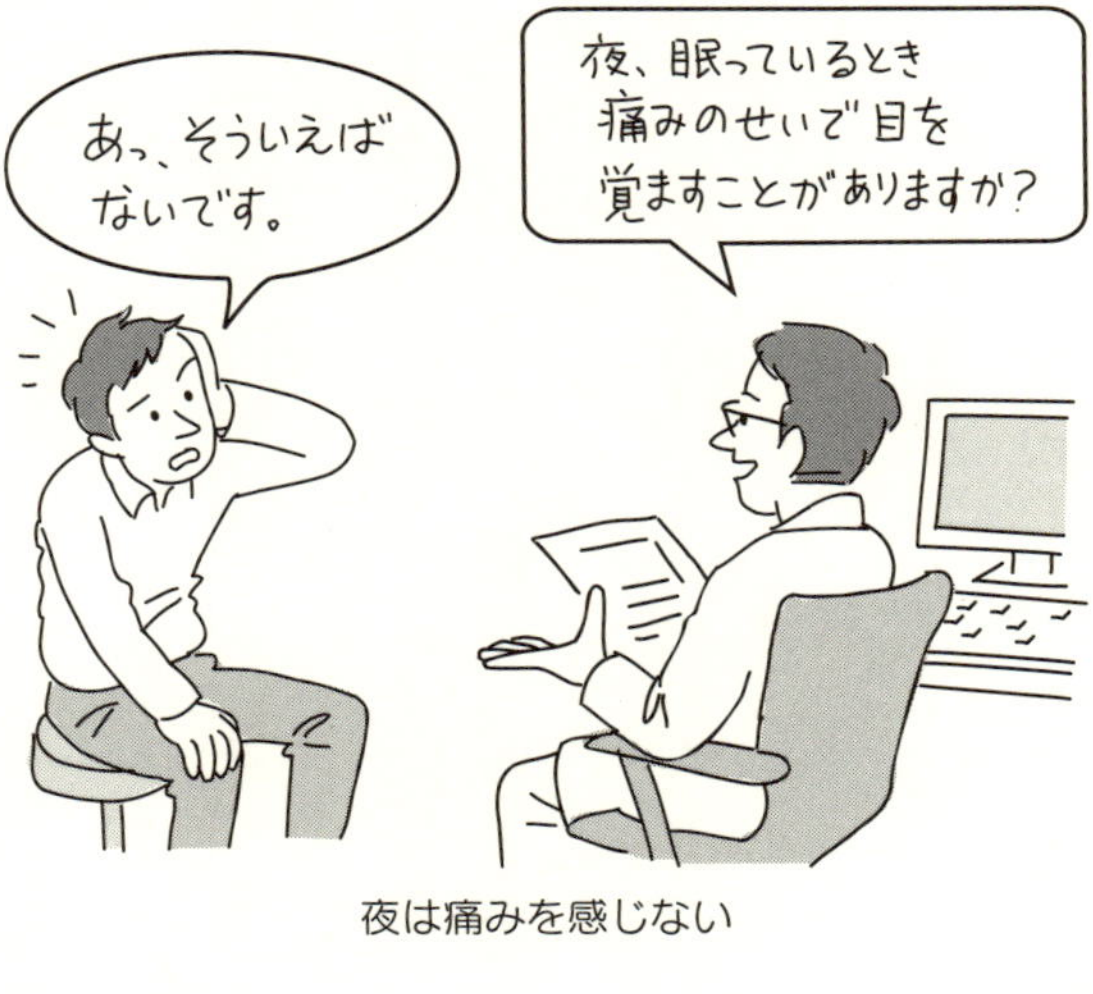

夜は痛みを感じない

感じないですね」と答えます。

なかには「目を覚ましたとたんに肩こりを感じる」という患者さんもいますが、「肩こりの痛みが原因で目が覚めることがありますか？」と聞き直してみると、「それはありませんね」という答えが返ってきます。どうやら肩こりとは目を覚ましているときにだけ現れる現象のようにも思われます。

このように、スポーツや重労働などによる疲労性の筋痛と肩こりを比べてみると、明らかな違いがあることがわかります。肩たたきや肩もみで一時的に少しはよくなりますから、肩こりには疲労性の筋痛も含まれているでしょうが、その比率は決して高いものではなく、もっと別の要因があると考えなければならないのです。

【コラム】欧米人と肩こり

「欧米人には肩こりがない」と聞いたことのある人も多いのではないでしょうか。じつはそんなことはありません。欧米人でも肩こりを感じている人はたくさんいます。

肩こりを訴える欧米人が少ない理由はいたって簡単です。それは、欧米には万人が知っている日本語の「肩こり」にあたる言葉がないからです。日本に長く住んで「肩こり」の意味を理解すると、欧米人でもたいてい肩こりがあることを認めます。肩こりは決して日本人に特有な症状ではありません。

欧米に医師にも一般の人にも理解できる〝共通語〟である「肩こり」にあたる言葉がないことは、欧米での頭痛研究にマイナスの影響を及ぼしているようにも思われます。

◉肩こりの正体は「頭頸部ジストニア」

スポーツや重労働のあとの疲労性の筋痛では、安静にしていれば時間とともに痛みは消えていきますが、肩こりではいくら安静にしていても痛みが完全になくなるということはありません。それは、**スポーツや重労働の際の筋肉の収縮が一時的であるのとは異なり、肩こりの場合には筋肉の収縮がずっと続いているから**だ、と考えてみてはどうでしょうか。そのように考えると、肩こりに一定の疲労性の筋痛が含まれていることも納得できるのではないでしょうか。

筋肉の収縮がずっと続いているということは、筋肉に対して絶えず「収縮せよ」という命令が出されている、と解釈するべきです。スポーツや重労働といった肉体的ストレスを

図2-2　不随意運動（ジストニア）のおこるしくみ

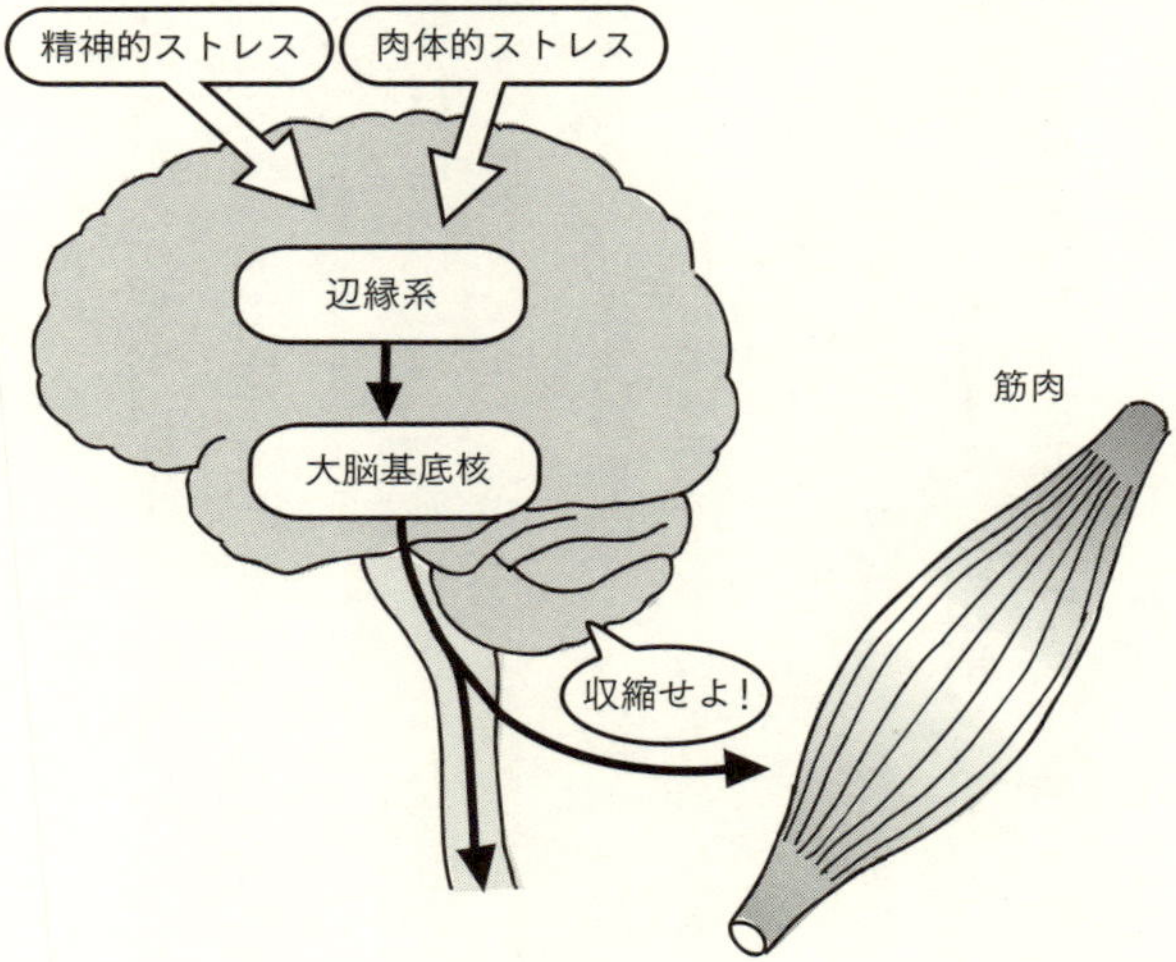

受けると、脳の辺縁系という場所が、大脳基底核を通して常に筋肉を収縮させる命令を出すことになり、それが神経を通って筋肉に伝わっているということなのです**（図2-2）**。

自分の意思とは別に、**脳からの命令によって勝手に筋肉が収縮することを「不随意運動」といいます。**聞き慣れない言葉かもしれませんが、じつは誰もが経験し、知っていることです。たとえば、大勢の人の前で手にしたメモを読み上げなければならないときに、緊張のあまり手先が震えてしまったという経験のある人は多いでしょう。わざと震わせようとしたわけではないこうした動きも、意思にもとづいた随意的な運動ではなく、脳の辺縁系が緊張という精神的ストレスを受けたことによるものですから、不随意運動なのです。

不随意運動には、病的なものと病的とはいえないもの、治療の対象になるものとならないものとがあります。緊張したときに手が震える程度では治療の対象にはならないことは言うまでもありませんが、不随意運動が決してめずらしいものではないことはわかっていただけると思います。

震えは医学的には「振戦《しんせん》」とよばれますが、不随意運動には振戦以外にもいくつかの種類があります。そのひとつが、ジストニア（dystonia）とよばれるものです。英語の dys-とは異常を意味する接頭語です。tone とは筋肉などの緊張を示す言葉で、-ia とは病名の語尾に用いられる接尾語です。つまり、ジストニアとは筋肉の緊張度が乱れる状態をいいます。

ジストニアにもいろいろな種類がありますが、そのなかに頭頸部《とうけい》ジストニアとよばれる特定の疾患群があります。**頭頸部ジストニアでは、首のまわりの筋肉が異常に緊張し、筋肉の収縮がずっと続きます。**振戦のように異常な動きが一目でわかるわけではありませんが、筋肉が勝手にジワーッと収縮し続けており、これもまさしく不随意運動といえるのです。

じつは、この頭頸部ジストニアが肩こりとほぼ同じものではないかとする説がありま す。さきほど述べたように、肩こりを疲労性の筋痛と考えると説明のつかないことがありますが、そういったことも、肩こりを頭頸部ジストニアと考えると説明がつくのです。私も肩こりと頭頸部ジストニアはかなり近いと考えており、２００７年に学会で報告しましたが、この考え方を理解してくれる医師が徐々に増えてきています。ここからは、頭頸部ジストニアの特徴もふまえたうえで、肩こりタイプの緊張型頭痛について説明します。

◉肩こりタイプの緊張型頭痛の特徴は？

肩こりタイプの緊張型頭痛のおもな特徴を**表2－1**（43ページ）にまとめました。これについて、少しくわしく説明します。

●首から肩の筋肉に痛みやつっぱり感がある

首から肩の筋肉にずっと痛みがあったり、つっぱり感があります。これには「常同性の現象」が認められます。いつも同じ場所の筋肉が痛むということです。「昨日は右の筋肉が痛かったが今日は左の筋肉が痛い」という場合には常同性とはいえません。

●よく観察すると筋肉の痛みにはいくらか左右差がある

痛みやつっぱり感のある筋肉を手や指で押さえると痛みが強まり（これを圧痛といいます）、その筋肉がかたく感じられます。反対側の同じ筋肉を触ってみれば、かたさの違いがわかりやすいでしょう。このような筋肉の痛みやつっぱり感が、左右ともまったく同じ程度であることはほとんどなく、少なくともある程度の左右差が認められます。

●姿勢の異常が見られる

首から肩の筋肉が収縮し続けるために、頭部が常に引っ張られた状態となり、その結果、姿勢の異常が現れます。この症状は自己診断にも使えますから、あとで具体的に紹介することにします（47ページ**図2-4**）。

●首を回したり、倒したりしたときに、左右で角度やきつさに差を感じる

左右の筋肉の緊張度が同じではないために、首を回したり、傾けたりしたときに、右と左とではきつさが違うように感じます。もう少し症状が強くなると、回す角度や傾ける角度が制限されるようになり、右では首を深く傾けることができるが、左では浅くしか傾けることができない、というような違いが現れることも少なくありません。

表 2-1　肩こりタイプの緊張型頭痛の特徴

1. 首から肩の筋肉に痛みやつっぱり感がある。
2. よく観察すると筋肉の痛みにはいくらか左右差がある。
3. 姿勢の異常が見られる。
4. 首を回したり、倒したりしたときに、左右で角度やきつさに差を感じる。
5. 肩や首の筋肉の太さに左右差が見られることがある。
6. 睡眠中に、痛みやつっぱり感が原因で目覚めることはない。
7. 頬杖をついたり、頭に手をやったりすることが多い（感覚トリック）。
8. 精神的あるいは肉体的ストレスがあるときのほうが症状が強まる。

●肩や首の筋肉の太さに左右差が見られることがある

筋肉の持続的な収縮が長期にわたって続いている場合には、筋肉が発達してきます。つまり太くなってくるのです。右と左の筋肉を手でつかんでみると、その差がはっきりとわかる場合も少なくありません。これも自己診断に使えますので、あとで紹介します（49ページ図2-5）。

●睡眠中に、痛みやつっぱり感が原因で目覚めることはない

さきほど、「いつも肩がこっていて痛い」という人でも、その痛みのために睡眠中に目が覚めることはないと述べましたが、これは非常に重要なポイントです。

頭頸部ジストニアや振戦を含むあらゆる不随意運

動は、一般的に睡眠中には止まることが知られています。これを「睡眠による抑制」といいます。ひどい筋肉痛の場合には寝返りを打った拍子に痛みで目を覚ますことがありますが、肩こりの痛みのために目を覚ますことはありません。ですから、肩こりタイプの緊張型頭痛で目を覚ますこともないはずです。ただし、たまたま目を覚ましたときに、痛みやつっぱり感があるという患者さんは少なくありません。

●頬杖をついたり、頭に手をやったりすることが多い（感覚トリック）

顔や頭に手を当てていると、肩や首のこりが少し軽くなるという現象があります。これは「感覚トリック」とよばれ、肩こりの強い

図 2-3　感覚トリック

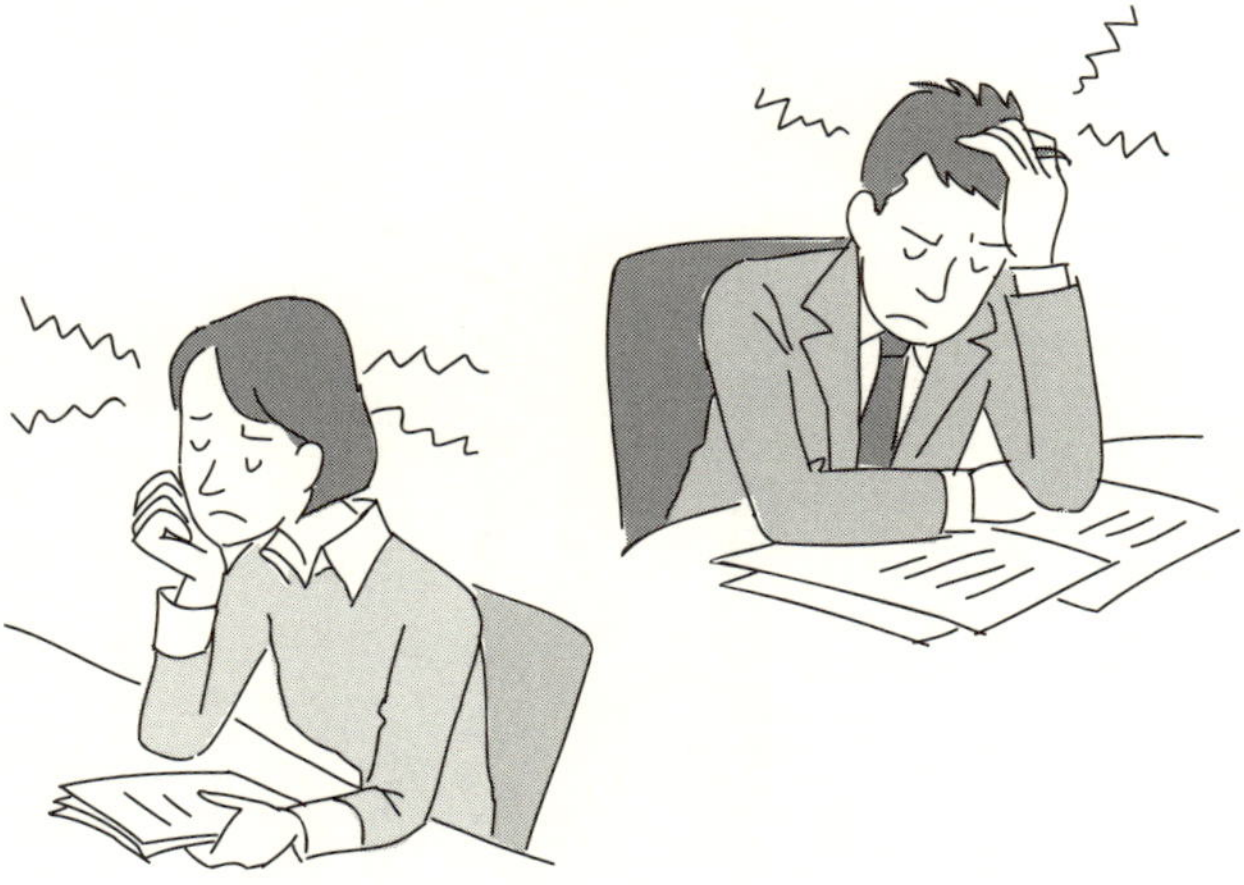

人では、デスクワークをしているときに頬杖をついたり、頭に手を当てていることがよくあります（**図2-3**）。単に行儀がわるいだけの人もなかにはいるでしょうが、手を当てることで筋肉の収縮による痛みがいくらか和らぐということを、本能的に感じている人が多いからだと考えられます。

●精神的あるいは肉体的ストレスがあるときのほうが症状が強まる

これまでに述べた症状がはじめて現れたときや、その後の経過を注意して観察していると、ストレスなどの負荷が加わったときに悪化することに気づくでしょう。精神的に緊張すると肩に力が入ってしまうことが誰にでもあるように、精神的な影響は筋肉にも及ぶのです。また、多忙を極めたときにかかる肉体的ストレスも、症状が現れたり、症状が悪化したりする大きな引き金になります。忙しいときには症状が強まり、心穏やかなときにはいくらか症状が軽くなっていることに気づいている肩こりの人は多いはずです。

◎自己診断のしかた

前項で述べたような症状を知っていれば、肩こりタイプの緊張型頭痛なのかどうかを自分自身で調べることができます。このタイプの頭痛なら、**表2-1**（43ページ）に示した大半の項目があてはまるはずです。

自己診断の際に、3の「姿勢の異常」と5の「筋肉の太さの左右差」については、観察のしかたを知っておく必要がありますので、ここでくわしく説明します。家族や友人に協力してもらいながら確かめてみるとよいでしょう。

●姿勢の異常はないか？

姿勢の異常にはいくつかのタイプがあります。代表的なのは、頭部の回旋、頭部の傾斜、頭部の偏倚《へんき》、肩挙上《かたきょじょう》といわれるものです（**図2-4**）。しかし、一見して姿勢の異常があったとしても、頭頸部の筋肉に痛みやつっぱり感がなければ、病的な姿勢異常とはいえず、単なる「くせ」でしょう。

〈頭部の回旋〉　正面を向いたときに頭が左右どちらかに回り込んでいることです。まず、観察者は患者さんの正面に向かい合って座り、患者さんの顔全体をじっくりと眺めて、とくに耳たぶに注目してください。両方の耳たぶが同じように見えていれば回旋はないということですが、たとえば、患者さんの右の耳たぶ（向かって左側の耳たぶ）が

図 2-4　いろいろな姿勢の異常

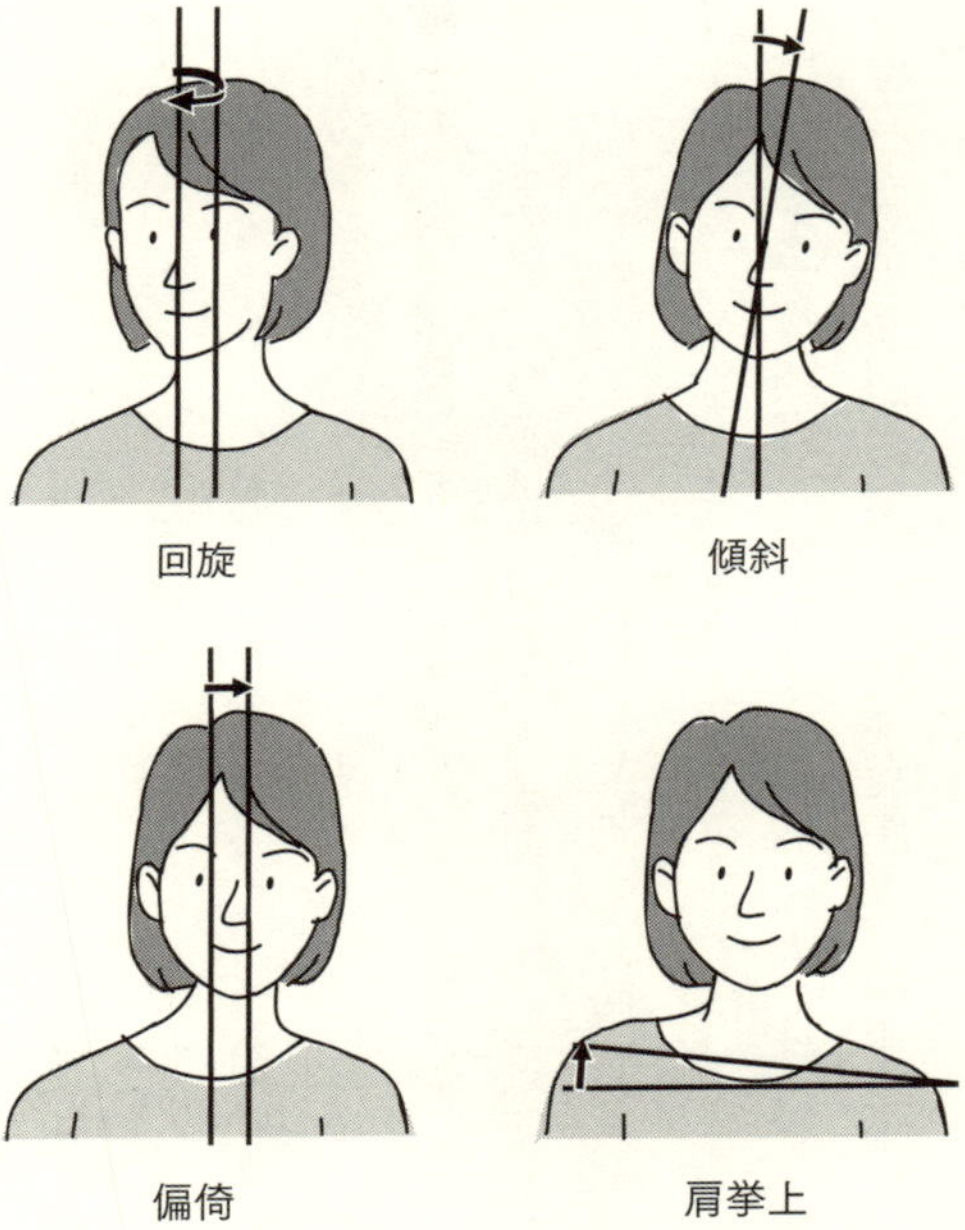

見えにくいという場合には、頭部の右への回旋があることになります。

〔頭部の傾斜〕　頭が左右どちらかに傾いている状態です。長い物差しを当ててみるとよりはっきりします。眉間《みけん》、鼻、口に当てた物差しが体軸（からだを貫く縦の中央線）と一致していれば、頭部の傾斜はないということですが、たとえば物差しの上端が体軸から逸《そ》れ、向かって右側へ向いていたら、患者さんの頭部は左へ傾斜していることになります。

〔頭部の偏倚〕　頭部の軸とからだの軸が一直線ではなく、頭部が左右のどちらかに平行移動しているような状態です。まず、患者さんは両手を垂らして肩の力を抜きます。観察者は患者さんの正面に向かい合って座り、患者さんの首の左右の輪郭をじっくりと眺めてください。たとえば、首の向かって左側の輪郭が右に傾いていて、首の向かって右側の輪郭がまっすぐであるか、少し右に傾いているような場合には、頭部の左への偏倚があるということになります。

〔肩挙上〕　左右の肩のどちらかが上がっている状態です。まず、患者さんは両手を垂らして座ります。観察者は患者さんの正面に座って、患者さんの両肩の高さが同じかどうかを比べてください。物差しを患者さんの両肩をつなぐように当ててみるとわかりやすいでしょう。このとき物差しが向かって左上がりになるなら、右の肩挙上があることになります。観察者がいなくて自分一人で確認しなければならない場合には、大きな鏡の前で正面向きになって椅子に座り、両手を垂らした状態で観察してください。

●筋肉の太さに左右差はないか？

頭頸部ジストニアの症状が出やすいのは、頭板状筋と僧帽筋です。それらの筋肉をつかんで左右差を調べ、異常を確認する方法を紹介します（**図2-5**）。

頭板状筋の場合には、首すじの中央から外側の部分を片手で大きくつかんでみてください。つぎに、手を替えて反対側でも同じことをします。僧帽筋の場合には、片手を反対側の肩に置いて鎖骨《さこつ》の上の筋肉と肩甲骨《けんこうこつ》の上の筋肉を挟むようにつかんでみてください。手を替えて反対側でも同じことをします。

頭頸部ジストニアが現れている筋肉はかたくて張っている感じがします。また、長期間続いている場合には、筋肉が発達して太くなっていることもあります。そして、左右の筋肉を比べたときに、右利きなのに左の筋肉のほうが太い

図 2-5　筋肉の太さの左右差の調べ方

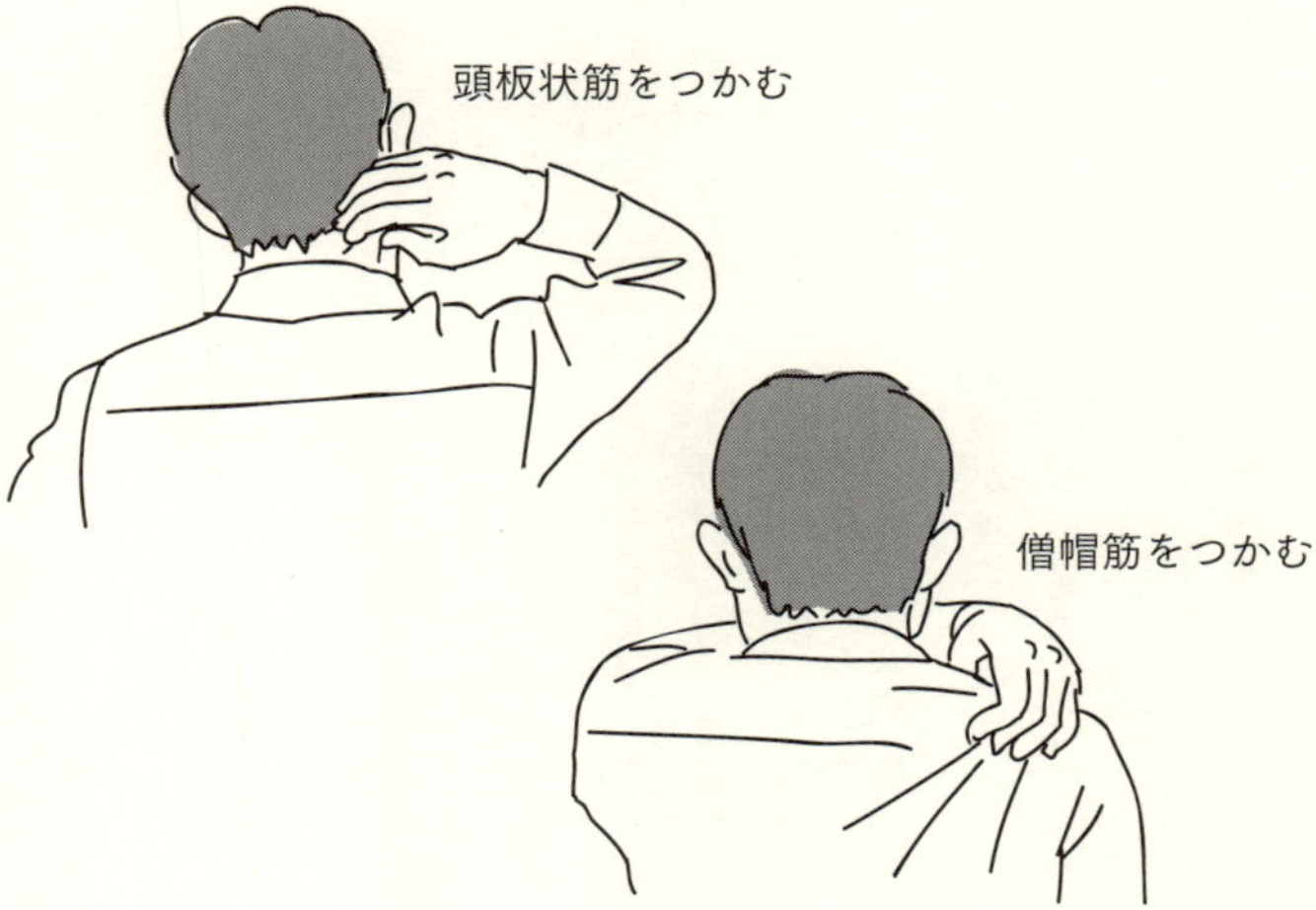

といった場合には、おおむね異常があるといってよいでしょう。ただし、職業柄、あるいはふだんからよく行うスポーツのせいで左右の筋肉の使い方がちがうという人では、よく使うほうの筋肉が発達していることが多いので、判定に困る場合もあります。

【コラム】緊張型頭痛の『腰バージョン』

肩のこりが強いときは、頭板状筋や僧帽筋だけでなく、首の周囲にある多くの筋肉の緊張も高まっています。首すじには背骨（脊柱《せきちゅう》）の一部である7個の骨（頸椎《けいつい》）があり、これらの骨と第1〜第2肋骨《ろっこつ》の間には斜角筋《しゃかくきん》とよばれる筋群が張っています（68ページ図2-7）。この筋群の緊張が高まって強くこると、そのそばを通る血管や末梢神経が圧迫され、腕や手にしびれが現れることがあります。これを「胸郭《きょうかく》出口症候群」といいます。バンザイをして腕を挙げると血管や末梢神経への圧迫が減り、しびれが軽くなるのが特徴です。胸郭出口症候群は、症状が軽い人も含めるとずいぶん多くの人に見られます。

さらに、背骨の両側には背すじを伸ばすときにはたらく傍脊椎《ぼうせきつい》筋群が首から腰まで縦に走っていますが、この筋群全体にこりがひろがることも少なくありません。そうなると、背中の筋肉がこることも多く、傍脊椎筋群の下部が付着する骨盤周囲の腰の筋肉にまでこりがひろがることもあります。

腰痛には原因不明なものが多く、そのほとんどは筋・筋膜性腰痛とよばれるものと推定されます。この腰痛はまさしく緊張型頭痛の「腰バージョン」ともいえる痛みで、発症にはジストニアばかりでなく、精神的な要因などさまざまな背景が絡むことがあります。

肩こりタイプの緊張型頭痛の治療法

◉自分でできる対処法は？

首や肩のこりを伴う、肩こりタイプの緊張型頭痛の程度は、かなり軽い人から強烈な人までさまざまです。したがって、治療法や対処法もさまざまであることは言うまでもありません。

肩こりの程度が軽ければ、とくにあわてて治療する必要はありません。細かい仕事をした後に、肩がこって、「頭がズーンと重くなった」という経験がある人は多いはずです(医学的には「頭重」も頭痛に含まれます)。このような場合は、頭頸部ジストニアというほどではなく軽い筋肉疲労と考えられますから、お風呂に入ってリラックスする、気分転換をする、といった対応策で十分でしょう。

いつも肩がこっている人の場合には、頭頸部ジストニアになっていることもあるかもしれません。それでも、ときどき伸びをする、風呂へ入ってあたためる、肩の柔軟運動をするといった対応策で、まあなんとか困らないでやっていけるというのなら、それはそれでよいでしょう。肩こりは持病だと思い込んでいて「肩こりとつきあっていくのも自分の人生だ」とそれなりに納得している人も多いのです。

ところが、肩こりだけでなく、頭痛も強くなってきたとなると、いくらか様相が違ってきます。痛みが気になり、自分で行う肩こりへの対応策だけではやっていけないと感じるようになる人が多いようです。薬局で買った頭痛薬を服用したり、マッサージや整体を受けている人も多いでしょう。運動で筋肉を鍛えるのはどうでしょう、という質問もよく受けます。

ここではまず、こういった「自分でできる対処法」について考えてみましょう。

表2-2　おもな市販の鎮痛薬

一般名	おもな商品名
アスピリン	バファリン
アセトアミノフェン	ノーシン、タイレノール、小児用バファリン
イブプロフェン	イブ、ノーシンピュア
ロキソプロフェン	ロキソニンS

◉市販薬を服用する

たいていの家庭には薬局で買った鎮痛薬があると思います。鎮痛薬は、生理痛のとき、けがをして痛いとき、そして頭痛のときにも当然のことながらよく使用されています。「市販の鎮痛薬を飲んでもよいですか？」と患者さんから質問されることも多いのですが、これらの薬に対して特定のアレルギーがあるような人を除いて、基本的には使用しても問題はありません。

ここで市販の鎮痛薬に関する一般的知識を説明しておくことにしましょう。テレビのコマーシャルを見るとずいぶんたくさんの種類の鎮痛薬が発売されているように思われますが、じつはそれらの薬に配合されている主成分は４種類しかありません。アスピリン、アセトアミノフェン、イブプロフェン、ロキソプロフェンです（**表2-2**）。

アスピリン、アセトアミノフェンは古くから使用されている薬で、古典的鎮痛薬ともよばれます。もう少し新しい薬にイブプロフェンがあります。イブプロフェンは、症状の強くない片頭痛などにもよく用いられる薬で、一般的にはアスピリンやアセトアミノフェンよりいくらか効力（効果の程度）が高いことが知られています。

ロキソプロフェンには、鎮痛作用のほかにわずかながら筋弛緩作用（筋肉をほぐす作用）がありますから、緊張型頭痛にもよく使われます。若干の筋弛緩作用があることに加え、鎮痛薬に共通する胃腸障害の副作用がいくらか少ないことから、医療機関で処方される鎮痛薬のなかでは、現在もっとも人気があるものです。開発の歴史が新しいこともあって、頭痛に関するロキソプロフェンの医学データはほとんどないのが実情なのですが、頭痛に効力を発揮することが多いというのはたしかです。最近、市販薬としても発売されるようになり、やはり人気があるようです。

【コラム】市販薬と処方薬

市販薬の特徴は2つあります。ひとつは、合剤であるということです。つまり、薬理作用を示す主成分以外にもいくつかの成分が付加されているのです（**表2-3**）。それらの成分には鎮静作用などがあり、主作用の効果を補助します。つまり、市販薬

表 2-3　市販薬と処方薬の違い（イブプロフェンの例）

	市販薬	処方薬
商品名	イブクイック	ブルフェン
主成分	イブプロフェン 150mg アリルイソプロピルアセチル尿素 60mg 無水カフェイン 80mg 酸化マグネシウム 100mg ＊２錠中	イブプロフェン （100mg 錠、200mg 錠、20%散）
その他	薬を固めたり、安定化させるための基剤は、いずれにも含まれる	

は広く浅く効くということを主目的としているのです。

もうひとつの特徴は、１回の使用量に含まれる主成分の量が少なく設定されているということです。これは、たくさんの量を一度に服用する人がいることを見越して、安全性を図るのが目的です。

一方、病院などの医療機関で処方される薬は、基本的には単剤です。薬を固めるのに必要な基剤は用いられますが、薬理作用を示す成分は単独となっています。

ですから、薬が効いた場合、薬が効かなかった場合、薬の副作用が出た場合などに、単剤である処方薬では原因となる成分がすぐにわかりますが、合剤である市販薬ではどの成分が原因なのかがすぐにはわからないということになります。

また、市販薬は効いたが、同じ成分の処方薬は効かなかったということが少なくありません。この場合は、主成分ではなく、市販薬に混ぜてあるほかの成分が効いた、ということになります。

市販薬はＯＴＣ（over the counter：薬局のカウンター越しに売られるの意）医薬品ともいいますが、最近ではスイッチＯＴＣ薬といって、もともとは医療機関で処方されていた薬を薬局でも購入できるようになり、市販薬が単剤になる傾向も出てきました。しかし全体的にみると、市販薬は合剤、医療機関で処方される薬は単剤、といった基本的な流れは変わっていません。なお、前述のロキソプロフェンの場合には、医療機関で処方される薬（商品名ロキソニン）も、市販薬（商品名ロキソニンＳ）も、主成分は同じ量になっています。

◉マッサージや整体は効果的？

肩こりに対しては、整形外科での理学療法など、温熱や電気、鍼《はり》などの物理的エネルギーを利用する物理的治療もあります。しかし、単純な肩こりならば、マッサージや整体などの民間療法を活用している患者さんのほうが多いくらいでしょう。ちなみに、マッサージには健康保険が適用されることもありますが、一般的に整体には適用されません。

肩こりの原因が疲労性の筋痛ではなく、頭頸部ジストニアであったとしても、筋肉の収縮によって乳酸などの老廃物が作り出されるのは同じですから、マッサージを受けて、一時的とはいえ筋肉をもみほぐして血流を改善することは、決してわるいことではありません。

また最近では、整体で姿勢の矯正をすると頭痛がよくなる、と言われて通っている人も少なくないようです。整体で姿勢を整えることも、決してわるいことではありません。さきほど述べたように、強い肩こりが原因で姿

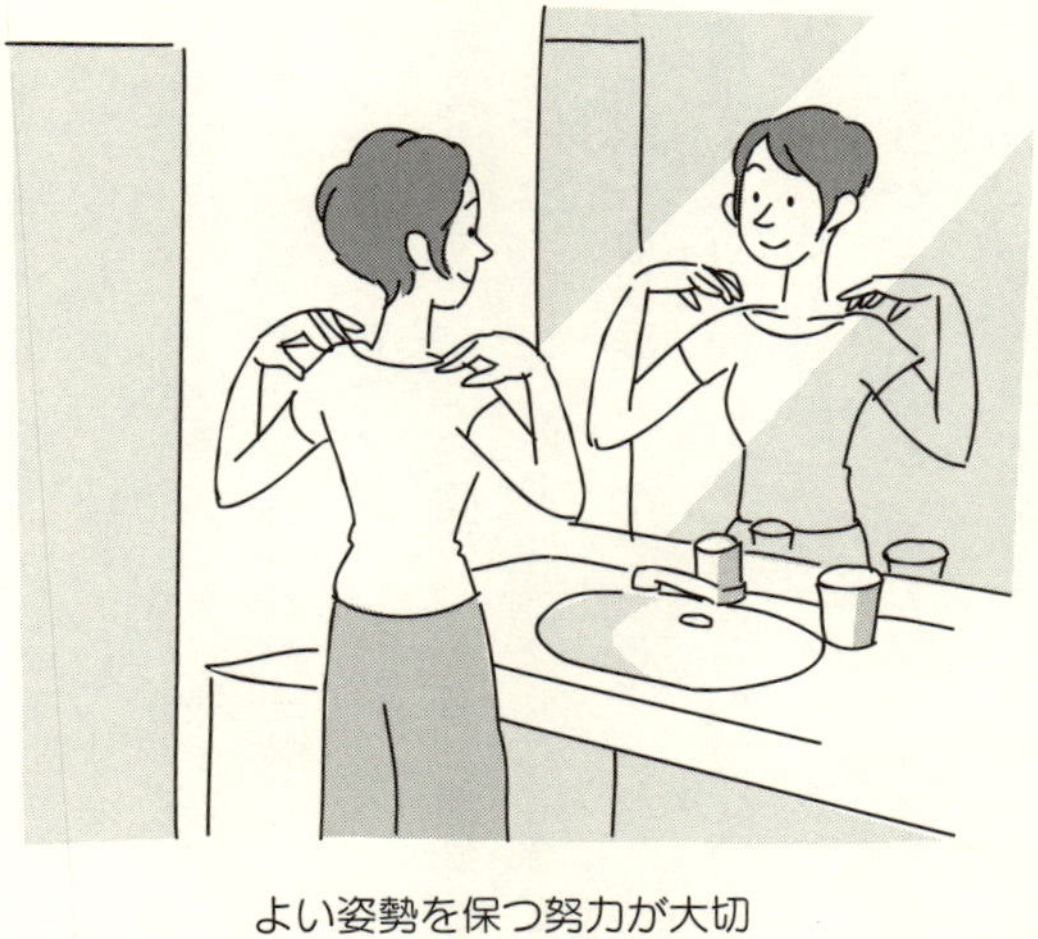

よい姿勢を保つ努力が大切

勢の異常をきたすことがあるわけですから、よい姿勢を保つようにからだの歪《ゆが》みを矯正することは、なにもせずに放っておくことに比べると有意義です。姿勢が正されれば筋肉の正常な緊張度が保たれますから、そういう意味では基本的に正しい治療法といえるでしょう。

むしろ問題なのは、せっかくよい姿勢の指導を受けても、その姿勢を保つための努力をする人があまりにも少ないことです。自宅で鏡を前にして姿勢を整える練習をすることは、よい姿勢を保つ動機づけにもなりますから、ぜひ実行してみてください。

整体に行く際に覚えておいていただきたいことがあります。頭部の回旋、傾斜、偏倚といった姿勢の異常がある緊張型頭痛の患者さんが整体へ行くと、必ずといってよいほど「首の骨が曲がっているのが原因だ」と説明されますが、これはまったくの間違いだということです。筋肉の緊張度に左右差があるため、結果的に首が曲がって見えるのです。つまり、姿勢の異常は緊張型頭痛の原因ではなく、結果なのです。また、首の筋肉にこった感じはないが、写真撮影の際に首の角度を直されることがよくあるという人は、もともと首が曲がっているだけで、異常とはいえない場合もあります。

なお、整体院のなかにはずいぶん乱暴なことをするところもあるようなので、整体を受ける前には、どういった施術を行っているのか、よく確かめてください。

◉首まわりの筋力アップは効果的？

かつて緊張型頭痛が筋収縮性頭痛とよばれていた頃は、頭痛の原因として筋肉に注目が集まっていましたから、頭痛治療には首や肩の筋力（筋肉が収縮する強さ）の増強が必要だと強調されていた時期がありました。私も20年ほど前には、頭痛をひきおこす肩こりの原因はおもに疲労性の筋痛だと考えていましたから、筋力が強いほうが筋肉は疲労しにくいと思っていました。

しかし最近では、脳から筋へよけいな「収縮せよ」という命令が出続ける頭頸部ジストニアを原因として考慮しなければならなくなってきましたから、筋力の増強の必要性についても少し様相が変わってきたようです。トレーニングをして首まわりの筋力を鍛えるのは、はたしてよいことなのでしょうか。

筋力を強くしたほうがよいとする考え方は、緊張型頭痛がきゃしゃなで肩の人に多いという理由から来ています。たしかに、細身の女性はよく肩こりを訴えるようですし、肩ががっちりした水泳選手や柔道選手には肩こりの人は少ないようです。これは首の筋力の予備能力の差によるのではないかと考えられてきました。頭の重さ自体は、からだの大きい人でもそうでない人でもたいして差はありませんから、肩がこるのは頭を支える首の筋力が弱いためではないかと考えられていたのです。

しかし最近では、私は患者さんに首まわりの筋力増強運動をあまり指導しないことにしています。その理由は、実際には、肩ががっちりしていてもひどい肩こりを訴える人も多く、きゃしゃなで肩でもまったく肩こりを訴えない人も少なくないからです。頭頸部ジストニアが長く続いている人では、むしろ筋肉が発達してきて肥大することがあるほどなのです。

たしかに、筋力トレーニングをしばらく続けたら緊張型頭痛が少しよくなった、という人もときどきいます。これは、いくらか筋力にゆとりが増えた分だけ疲労性の筋痛が現れにくくなったからかもしれません。また、きちんとトレーニングを続けるという態度や、姿勢が改善されているようだと感じることが、無意識のうちに心理的効果をもたらして、脳からのよけいな収縮命令を抑制することになったのかもしれません。私は最近では、この心理的効果が強いのではないかと思っていますが、現在のところはその詳細は不明と言わざるを得ません。

ちなみに、もし筋力トレーニングをするのなら、筋肉の瞬発力を高めるより、常日頃正しい姿勢を心がけるなどして、筋肉の持久力を高めたほうがよいでしょう。力を瞬間的に出すときには白筋とよばれる筋肉がはたらきますが、力を長く持ちこたえるときには赤筋とよばれる筋肉がはたらきます。首の筋肉は首を持ち上げて頭を支えるように常にはたらいていますから、赤筋を鍛えて持久力を高める、つまりよい姿勢を保つことが頭痛の軽減につながる可能性があります。

◉医療機関を受診する

頭痛が強くなり、市販薬やマッサージといった「自分でできる対処法」で改善しない場合には、医療機関を受診することになるでしょう。

受診に際してまず必要なことは、それまでの頭痛の経過を医師に伝えることです。とくに、頭痛を和らげるためにどういった対処法を行ったか、その結果はどうだったか、ということが重要です。

たとえば、「半年ほど前から痛みが増してきて、〇〇〇という市販の鎮痛薬を飲むようになった。はじめは効いたけれど、最近は効かないこともある」「肩こりがひどくなってきたので整体に通いはじめた。行った直後は痛みが多少おさまるが、その状態が続くわけではない。しかし、ほかに方法がないので、いまでもときどき行っている」というようなことです。市販薬を服用した場合は商品名を控えておくと、治療の参考になることがあります。

◉医療機関で処方される治療薬

医師向けの診療ガイドラインでは、緊張型頭痛の治療薬として各種の鎮痛薬、抗うつ薬、筋弛緩薬が挙げられていますが、このなかで、緊張型頭痛に対しては、さきほど述べたアスピリンやアセトアミノフェンなどの古典的鎮痛薬と、非ステロイド性抗炎症薬（ＮＳＡＩＤｓ）とよばれる鎮痛薬の推奨グレードが高いと記載されています。

ところが、その程度の薬剤で効くような緊張型頭痛の患者さんはそもそも医療機関を受診しないのです。すでに述べたように、軽症の緊張型頭痛の人では、休息や入浴、マッサージ、市販薬の服用などでよくなることがほとんどです。緊張型頭痛で医療機関を受診するのは重症の人が多く、古典的鎮痛薬やＮＳＡＩＤｓではまったく効かないのです。

40ページで述べたように、ひどい肩こりが続いている人では、頭頸部ジストニアが出現しているのが通例と考えられますから、頭頸部ジストニアを改善する作用のある薬を用いなければなりません。そういった薬には、次の2種類があります。

①筋弛緩作用のある薬

筋弛緩薬は、筋肉の緊張をゆるめますから、わずかとはいえ、効果が期待できます（表2-4）。エペリゾン（商品名ミオナールなど）、チザニジン（商品名テルネリンなど）、エチゾラム（商品名デパスなど）などは、従来からよく医療機関で処方される薬剤です。デパスはもともと抗不安薬ですから、精神的緊張の緩和という点でも効果があります。

従来あまり使用されていませんが、バクロフェン（商品名ギャバロン、リオレサール）、ダントロレンナトリウム（商品名ダントリウム）は、いま挙げた3つの薬よりもう少し筋弛緩作用が強いので、効果が現れる患者さんがやや増えます。しかし一方で、だるさや眠気が副作用として現れますので、日常生活上で問題が生じる場合もあります。

なお、デパスは緊張型頭痛に対して保険適用になっていますが、それ以外の薬剤は保険適用にはなっていません。

表2-4　筋弛緩作用のある薬

一般名	おもな商品名
アフロクアロン	アロフト
エペリゾン	ミオナール
チザニジン	テルネリン
エチゾラム	デパス
トルペリゾン	ムスカルム

②不随意運動を改善する薬

頭頸部ジストニアを直接的に改善する薬剤としては、トリヘキシフェニジル（商品名アーテンなど）がもっとも効果があります（**表2-5**）。これは不随意運動を改善する代表的な薬剤で、震えを生じるパーキンソン病などにも使用されています。口が渇くという副作用はありますが、有効率はかなり高く、患者さんの70％くらいに効きます。

効力としてはこりが10～30％ほど減るくらいですが、毎日少しずつ服用していると、こりが徐々に改善していきます。強い肩こりが完全に消えるというわけにはいきませんが、数ヵ月ほどで困らない程度までによくなる患者さんがたくさんいます。改善傾向が出はじめたら、わりと調子のよい日に薬を抜いたりしているうちに、だんだんと薬を飲む日が少なくなり、最終的には服用しなくてすむようになる人も少なくありません。しかし、効くとはいっても、もの足りなさを感じる人もかなりいますし、途中で効力が落ちてしまうことがあるのも現実です。

抗てんかん薬であるクロナゼパム（商品名リボトリールなど）

表2-5　頭頸部ジストニアに効く薬

一般名	おもな商品名
トリヘキシフェニジル	アーテン
クロナゼパム	リボトリール
ゾルピデム	マイスリー

も、さまざまな不随意運動に使用される薬剤で、頭頸部ジストニアにもよく処方されます。トリヘキシフェニジルに比べるといくらか効力が劣りますが、個人差もあるので、こちらのほうがよいという患者さんも少なくありません。クロナゼパムも長期に使用していると効果が落ちてくる傾向があります。通常の薬剤では効力が低下するのに対して、効力はあまり変わらず、効く時間が短くなっていくのが特徴です。そのため、必要に応じて服薬間隔を短くしながら量を増やすしかないこともあります。

もともとは睡眠薬であるゾルピデム（商品名マイスリー）もジストニアにかなり効くことがわかってきましたが、睡眠薬ですから、昼間の使用では眠気が出るのが難点です。

ここで紹介したトリヘキシフェニジルやクロナゼパム、ゾルピデムは頭頸部ジストニアの保険適用ではありませんから、肩こりに処方してくれる医師はまだきわめて少数です。しかし、肩こりに頭頸部ジストニアが関与しているということが理解できる医師が増えれば、処方してくれるようになるでしょう。また、話しやすい医師ならば、患者さんから提案してみてもよいかもしれません。

◉頭痛治療の切り札、ボツリヌス治療

ごく少量のボツリヌス毒素には筋肉の緊張をゆるめる作用があり、この作用を生かした治療法がボツリヌス治療です。現在、医学領域でのボツリヌス治療は普及しつつあり、国内でも、両側眼瞼《がんけん》けいれん、片側顔面けいれん、痙性斜頸《けいせいしゃけい》、脳卒中などによる筋肉の痙《けい》縮《しゅく》に対しては保険適用となっています。

しかし、当初は毒物であるために恐れられ、治療法としてなかなかひろがりませんでした。日本では、熊本の辛子《からし》蓮根《れんこん》による集団食中毒事件やオウム真理教が生物兵器として使ったことでボツリヌス毒素の名は一躍有名になりましたが、もともとはヨーロッパで加熱処理が不完全であったソーセージでボツリヌス菌が繁殖し、多数の死者を出したことで恐れられていました。

その後、ボツリヌス毒素をごく微量で使用すると医学的に効果があることがわかり、アメリカのスコ

図 2-6　ボツリヌス製剤のおもな注射部位

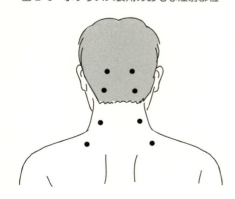

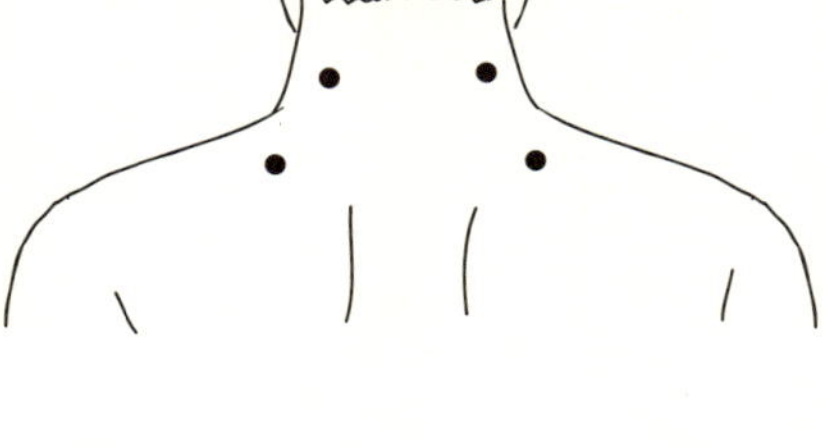

ットという眼科医が斜視の患者さんの外眼筋《がいがん》（眼球を動かす筋肉）に注射したのが、臨床的応用のはじまりです。現在発売されているのは、Ａ型ボツリヌス毒素製剤（商品名ボトックス）とＢ型ボツリヌス毒素製剤（商品名ナーブロック）です。

ボツリヌス治療では、筋肉の何ヵ所かにボツリヌス製剤を注射します（**図２－６**）。すると、運動神経の末端がボツリヌス毒素によって破壊され、脳からの命令が神経から筋肉に伝わらなくなるので、筋肉の緊張がゆるみ、こりや痛みが和らぎます。破壊された神経の末端は徐々に自然再生されますから、３ヵ月も経つと再び脳からの命令が神経から筋肉に伝わるようになり、ボツリヌス毒素の効力はなくなります。

◉ボツリヌス治療の実際

首を支える筋肉はたくさんあります（68ページ**図２－７**）。肩こりがもっとも現れやすい筋肉は頭板状筋ですが、そのほかに、僧帽筋、斜角筋、胸鎖乳突筋《きょうさにゅうとつきん》、棘下筋《きょくかきん》などのこりが中心になる場合もあります。たいていは、いくつかの筋肉に同時にこりが現れていることが多いのです。のちほど説明しますが、側頭筋《そくとうきん》や咬筋《こうきん》などの、あごに作用する咀嚼筋《そしゃくきん》とよばれる筋肉にもこりが波及して、歯ぎしりや食いしばりをおこしていることも少なくあ

図 2-7　首を支える筋肉

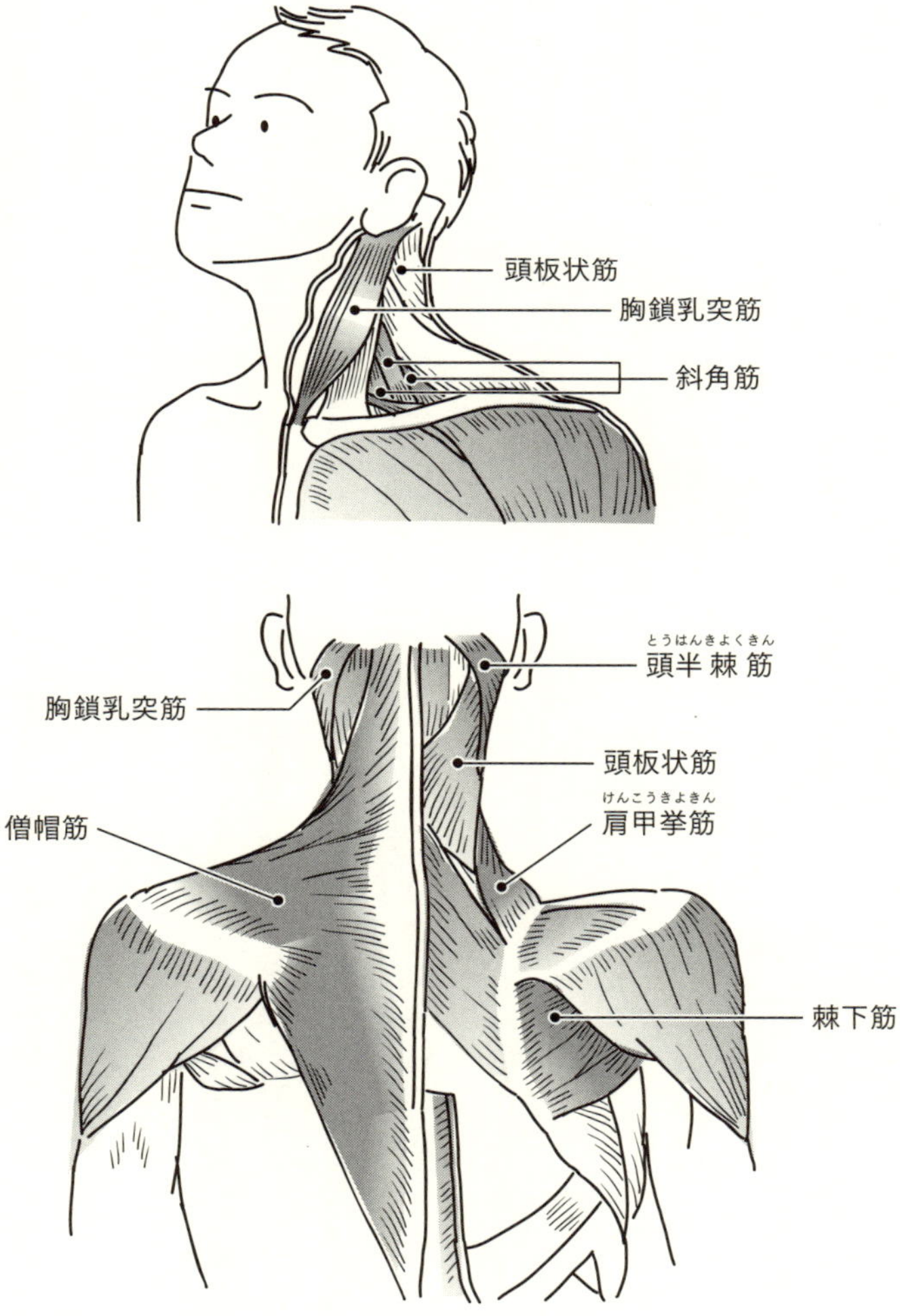
頭板状筋
胸鎖乳突筋
斜角筋
頭半棘筋《とうはんきょくきん》
胸鎖乳突筋
頭板状筋
肩甲挙筋《けんこうきょきん》
僧帽筋
棘下筋

りません。

これらの筋肉にボツリヌス毒素製剤を注射するときに私が心がけていることは、1回目の注射はもっともこっている筋肉だけにする、あるいは、せいぜいその次にこっていると考えられる筋肉までにとどめるということです。

1回目の注射については、完全にうまくいくというわけにはなかなかいきません。適切な投与量には個人差があるからです。たとえば、頭板状筋に20単位（「単位」は、薬力価《やくりきか》と言って、薬の強さを示す量の値です）という少量を注射しただけでも効きすぎて、首が支えにくくなり、重く感じるようになってしまう人もいます。一方、少し多めに60単位くらい注射しても症状にはなんの変化もないという人もいるのです。

症状にまったく変化がない場合には、量を増やせば効くのか、あるいは量を増やしてもまったく反応しないのかが判定できません。ですから、医師の立場からすると、1回目は少し効きすぎたというくらいのほうが2回目以降の量の調整がしやすく、長期的にみるとよいのです。しかし患者さんの立場からすれば、1ヵ月も首が重いのはつらいでしょうから、効きすぎないように心がけています。

また、もっとも痛みの強く出ている筋肉だけに注射をして、その筋肉の痛みが和らぐと、なんともなかった別の筋肉に痛みが出るようになったという患者さんも多いのです。

このもぐら叩《たた》きとでもいうべき現象がおこるのは、脳ではもっとも痛い筋肉からの情報を強く感じ取るからです。もっとも痛かった筋肉がよくなると、つぎに痛みの強い筋肉からの情報が目立つようになったため、ということができるでしょう。

こうしたことを考慮して、私は1回目の注射では、投与量も投与部位も控えめにしておくことにしています。1回目の注射でわずかでも効果が出た患者さんでは、次回の投与量や投与部位の加減が患者さん自身にもわかるようになってきます。そうなると私と患者さんとの連携がとりやすくなり、明らかに2回目以降のほうが効果が出せるようになるのです。

さらに、安定して効果を出すには、ちょっとした工夫が必要になります。ボツリヌス製剤のもととなるボツリヌス毒素は毒物ですから、微量とはいえ体内で毒物に対抗して免疫を作ろうとします。しかし、毒素としての性質を利用しようとするところに有用性があるわけですから、免疫ができてそのはたらきを抑えてしまっては意味がありません。したがって、免疫ができるのを避けるために、2〜3ヵ月の間隔をおいて投与することが必要です。

さきほど、神経末端はボツリヌス毒素によって破壊されても再生されると述べましたが、それでは、いつまで注射をくり返す必要があるのかが気になるところでしょう。平均的には3ヵ月もすると神経末端は再生されて、こった状態に戻ってしまいますので、3ヵ月ごとに注射をくり返す必要があるということになります。

しかし、ボツリヌス治療を続けているうちに脳から筋肉へ出される収縮命令が自然に減ってくるためか、徐々に症状が軽くなっていく人が多いので、際限なく注射をくり返さなければならない患者さんは皆無に近く、だいたいの人は2～4回くらいの注射で筋肉の痛みが落ちついてくるようです。2～3年後には、注射の間隔が半年くらいに延びる人が多いのです。

頭痛が完全には治らなかったとしても、あとは薬を適宜使用する、柔軟運動をするといった方法だけで痛みを抑えることができるレベルになります。そうなれば、患者さんの生活はかなり改善されるでしょう。

治療例1　H・Iさん：女性・32歳

ここで、30ページで紹介したH・Iさんの診断と治療の経過を見てみましょう。

頭痛は両側性で、首や肩のほうまでこりや痛みがひろがっていました。正面から見ると、頭が少し左に回旋、さらに傾斜しており、左肩も少し挙上していました。また、それらの姿勢に関与するいくつかの筋肉を触診するとこりや痛みがあり、反対側の筋肉との違いを認識することができました。

さらに問診から、夜間にはこりや痛みで覚醒することがないこと（睡眠による抑制）、また仕事中は頬杖をつくことが多いこと（感覚トリック）がうかがわれ、これらを総合すると、頭頸部ジストニアの存在が疑われました。

いままでに通院した医療機関では、おもに薬物治療が実施されており、エペリゾン（商品名ミオナール）、エチゾラム（商品名デパス）、チザニジン（商品名テルネリン）などが投与されていました。飲みはじめたときは、いくらかよいような気がした薬もありましたが、納得できるほどの効果はなかったということです。温湿布を処方されたこともありますが、たいして効いた気がしませんでした。

そこで、頭頸部ジストニアの症状を軽減するため、ボツリヌス治療について説明をしたうえで、とくに症状が目立つ筋肉を中心に注射しました。

7～10日目には効果が自覚できるようになり、首すじから肩にかけてはスッキリしました。首の後ろの痛みも半分くらいよくなり、頭痛は現れなくなりましたが、頭重はいくらか軽くなったものの、依然残っていました。

3ヵ月経過した頃より、注射の効果が落ち始めているのに気づき、再度来院しました。このときには、前回必ずしも効果が十分でなかった筋肉への投与量を増やし、また新たに痛みに気づいた部分にも追加投与を実施する一方、改善している首すじから肩の筋肉には投与量を減らしました。

するど、1回目の投与に比較して首の後ろの痛みはかなり減少しました。頭重もかなり軽快し、完全にはよくなっていないものの、困るほどではないということでした。

その4ヵ月後に連絡があり、「いくらか効果が落ちてきたようなのですが、まだ困るほどではありません」とのことだったので、次の投与は困ったときでよいと答えたところ、さらにその3ヵ月後に、少し投与してほしいとの希望で来院しました。このときは2ヵ所の筋肉に少なめに投与しました。その後6ヵ月は、少なくとも困らずに経過していると電話で報告がありました。

【コラム】「歯ぎしり・食いしばり」と緊張型頭痛

肩こりタイプの緊張型頭痛がある人では、歯ぎしりや食いしばりを合併している場合が多いのですが、緊張型頭痛の治療をしたら歯ぎしりや食いしばりもよくなったという人がけっこういます。また、緊張型頭痛の治療をしてもいまひとつよくならないのに、歯ぎしりや食いしばりを治すためにあごを動かす咬筋や側頭筋などの治療を行ったら、緊張型頭痛が軽くなったということもよくあります。天を見上げると自然に口が開くことでもわかるように、首の筋肉とあごの筋肉は関連しているのです。

歯ぎしりや食いしばりは、程度の差はあれ、ほとんどの人が経験しているといわれます。とくに、音が出ない食いしばりは、歯ぎしりよりも強い力が咬筋や側頭筋などに入り続けることが多いので、症状が強くなります。ボツリヌス治療は食いしばりにもよく効きますから、治療を希望される方は、医師に申し出るとよいでしょう。

◉ボツリヌス製剤の安全性は?

ボツリヌス毒素製剤の致死量は、ボトックスの量に換算して3500〜数十万単位とされています。ボトックスの1バイアル(瓶)は100単位です。最大に使用する場合でも3バイアル(300単位)までですから、仮に致死量をもっとも低く見て3500単位であるとしても、11倍以上の余裕があります。強心剤や抗がん剤では最大使用量の10倍の量を投与すると死亡する場合がありますから、ボツリヌス毒素製剤のほうがそれらより安全域は大きいのです。

薬剤は生理的食塩水で溶解して使用しますが、残量は効力が落ちるため、当日中に失活・廃棄しなければならないことになっています。高価な薬ですが、安全性確保の原則があるからです。したがって、一人の患者さんに対して瓶単位で使用することを原則にしています。

なお、ボツリヌス毒素製剤には成分の安定化という目的から、ヒトアルブミンというタンパク質が微量、混ぜられています。このヒトアルブミンを介して、肝炎やクロイツフェルト・ヤコブ病に感染する可能性が理論上は否定できません。しかし、感染の可能性のきわめて低い厳選されたタンパク質が使用されていますし、すでに世界の何千万人にも使用されていますが感染がおきたことはありませんので、ほとんど心配する必要はないでしょう。

◉ボツリヌス治療の費用は？

日本での緊張型頭痛におけるボツリヌス治療は、医療保険制度の問題や、ボツリヌス治療の重要性に対する認識が十分に高まっていないことから、自由診療が現実的な方法となっています。自由診療が活発な欧米でボツリヌス治療が早くから普及し、米英では２０１０年に頭痛に対して公式承認され、保険適用となっているのとは対照的です。

さて、自由診療となったときに患者さんが気になることのひとつに、診療費用のことがあると思います。筆者のクリニックでの例をもとに、どの程度の負担になるのか見てみましょう。

緊張型頭痛の治療で使用するボツリヌス製剤であるボトックスの投与量は、条件によって変わることもありますが、初回は40～50単位にしています。少なめでかつ副作用が出にくい量はだいたいそのくらいである、と経験的に心得ています。

保険医療でのボトックスの価格は、100単位のものが8万4241円、50単位のものが4万7154円です(2016年度)。しかしこれらは保険適用の疾患以外には用いることができません。したがって緊張型頭痛の治療の場合は、国内で美容用として販売されているボトックスビスタを用います。美容用のため薬価がつけられていませんので、事務上は別扱いされていますが、日本標準商品分類番号はボトックスと同一です。50単位1本が2万円前後で入手できますから、保険医療用のものの半額以下ということになります。

緊張型頭痛の初回投与量は40～50単位ですから、薬剤費は2万円前後です。診断料、施《せ》注《ちゅう》技術料、注射器代などの諸経費もいただかなければなりませんので、40単位くらいの使用の場合には合計で4万円前後になります。2回目以降、症状に合わせて増量する場合には、50単位あたり3万円程度の追加になります。

なお、保険医療として承認されたと仮定すると、薬剤費だけでみても100単位なら約8万4000円の3割負担で約2万5000円ですから、診察料、神経診察料、処置料、手技料などを含めると3万数千円ということになります。もし50単位のものを使用するのなら薬剤費は3割負担で約1万4000円ですむので、診察料などを含めて2万数千円くらいでしょう。薬剤費だけで見れば、自由診療と保険診療で大きな差はないのです。

◉肩こりは治っても、頭痛はそのままというときには……

ほとんどの患者さんでは、肩こりが改善していくにつれて頭痛も改善していくのですが、なかには、肩こりはずいぶんよくなってきたけれども頭痛はそのまま変わらない、という人がいます。

このような場合には、少し考え直さなければいけない点があります。第1章で述べたように、緊張型頭痛には3つのタイプがあります。じつは、**肩こりタイプの緊張型頭痛は、第3章で紹介するストレスタイプの緊張型頭痛と混在していることも多い**のです。

つまり、頭頸部ジストニアのために強い肩こりがあっても、頭痛は精神的なものによっておこっているという場合があります。この場合、肩こりとストレスタイプの緊張型頭痛がたまたま合併しているだけで、両者の原因は別ということになります。そのため、筋弛緩作用のある薬や不随意運動を改善する薬を服用したり、ボツリヌス治療を受けたりして肩こりはよくなったけれど、頭痛はちっともよくならないということがあるのです。

このようなケースは、治療をしてみた結果わかることで、前もって見分けることは、残念ながらできません。患者さんには、自分の頭痛が精神的要因の強いものだったということを理解してもらい、改めて治療方針を検討することになります。

また、肩こりタイプの緊張型頭痛は永久に続くか、というとそうでもありません。多くの場合、会社での部署が変わった、転勤した、定年になったなどの社会的変化があったときに頭痛にも変化がみられ、軽くなることもあるのです。軽くなった場合には、おそらく、以前は精神的な緊張が強く、それが筋肉の緊張へ波及していたということでしょう。

さらに、加齢によって、完全に消えるというわけにはいきませんが、困らない程度に改善してきます。高齢者の首の筋肉は若年者に比較して細く、頭を支える負荷は相対的に大きいはずで、もし単純な筋肉の疲労だけなら頭痛が強くなってもよいはずなのですが、実際は逆なのです。

第3章

ストレスタイプの緊張型頭痛

「ストレスタイプの緊張型頭痛」とは？

症例2 **A・Sさん：男性・43歳**

もともとは頭痛もちでもなく、肩や首のこりを経験することはほとんどありませんでした。技術系の会社に勤めており、ふつうに仕事をしていました。

10年ほど前より、子どもの教育方針をめぐって**妻と口論することが多くなり**、口論を避けるため、数年前からは家庭内別居の状態となっています。

しかし、仕事は変わりなくやれていました。ところが、新規商品の開発担当者の一人に指名されたことで**残業が増えたのに加え、新入社員に対する教育も担当する**ことになり、毎年春から夏にかけては、さらに時間が削られるようになりました。

その頃から、ときどき頭が痛くなることを自覚していたものの、べつだん仕事に支障をきたすほどではないので、多忙のせいだろうと考えて放置していました。

1年前には、近所に住んでいる母親が病気になりましたが、妻に手伝いを頼むことはできないので、休日のたびに母親を訪ねて、身の回りのことを手伝っていました。

この頃から頭痛は少しずつ強くなり、またほぼ毎日現れるようになりました。市販薬を飲んでみましたが、効くときもあれば効かないときもある、という状態でした。

数ヵ月前、**妻が離婚を口にしはじめた頃より、頭痛はさらに悪化し、仕事への集中力は大幅に低下**しました。

友人からうつではないかと言われ、自分ではうつだとは思っていなかったけれども、一応精神科のクリニックを受診してみたところ、「基本にうつが存在し、その結果『身体表現性障害』として頭痛が現れている」と指摘されました。あまり気は向きませんでしたが、各種の抗うつ薬を処方されたので服用したところ、頭痛に関してはいくらかよくなった気がする薬もありましたが、副作用でだるさが現れるので、やがて受診するのをやめてしまいました。

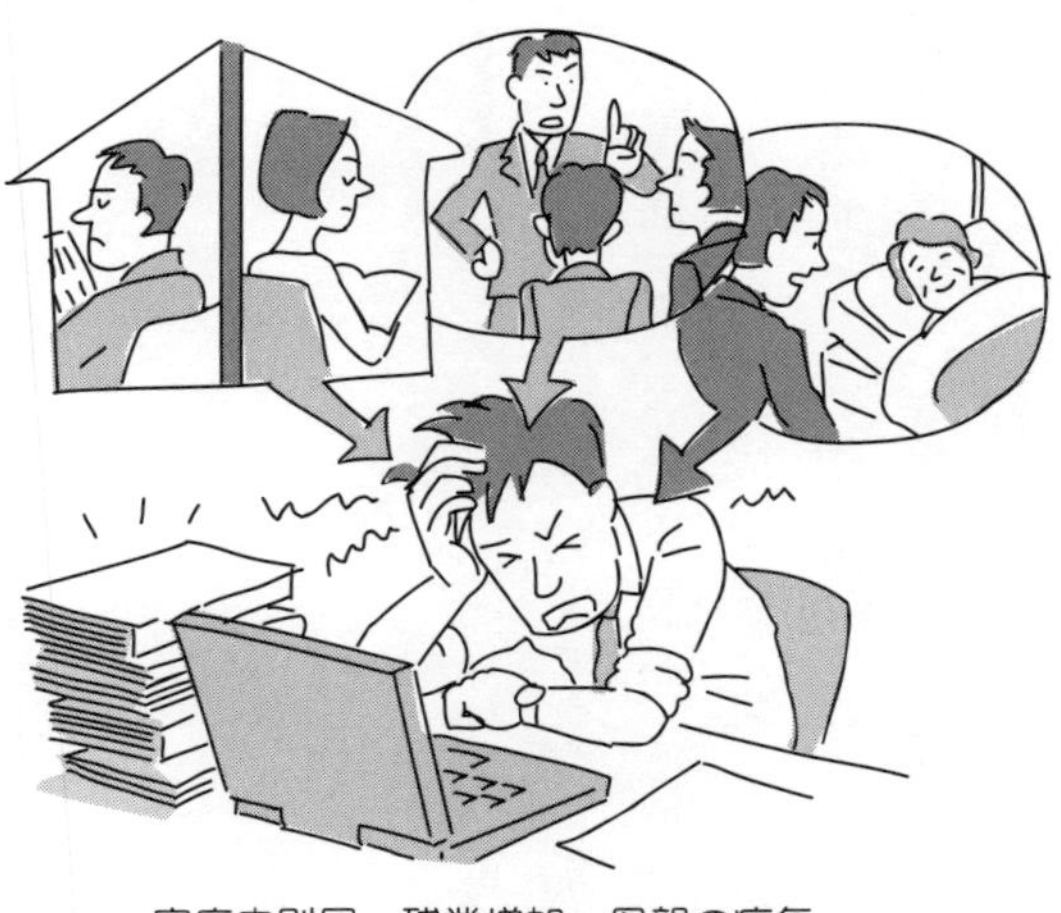

家庭内別居、残業増加、母親の病気……

神経内科が頭痛の専門であると聞いたので受診してみたところ、「緊張型頭痛」と診断され、いくつかの薬をもらいましたが、やはりたいして効くものはありませんでした。

このごろ、将来のことを考えると一層頭が痛くなることが多く、落ちついて仕事もできないので、今後どうしたらよいのか心配になり、当院を受診することになりました。

◉頭痛のおおもとは精神的ストレス

医学的に頭痛がはじめて分類されたのは、1962年のことです。その頭痛分類には、第2章の肩こりタイプの緊張型頭痛（当時の名称は「筋収縮性頭痛」）が含まれていましたが、そのほかに、「妄想・転換反応・心気症による頭痛」も含まれていて、「心因性頭痛」「ストレス頭痛」ともよばれていました。そして1988年に作成された新しい頭痛分類では、筋収縮性頭痛も心因性頭痛もすべて緊張型頭痛という名称に統一されました。この経緯からも明らかなように、現在、緊張型頭痛とよばれている頭痛には、精神的ストレスでおこる頭痛も含まれているのです。

最近では、私から見ればとくに精神的ストレスが強いようには思えない頭痛の患者さんが、精神科や心療内科を受診すると、つぎつぎと「うつ病」と診断されるケースも増えてきました。「うつ病」という診断名がずいぶん拡大解釈されるようになったことに加え、精神科や心療内科では「うつ病には緊張型頭痛がつきものである」という考え方があるからでしょうが、このような場合には「ストレスタイプの緊張型頭痛」という診断が妥当でしょう。このような診療科による認識の差は、ある意味で緊張型頭痛という病気の不明確さを表しているのかもしれません。

◉具体的な症状がない頭痛？

最近、精神科などでは、精神的な症状が身体的な症状として表現されることを「身体表現性障害」とよびますが、昔から「精神的・心理的要因が関与する場合にはどんな症状が現れても不思議ではない」といわれています。

したがって頭痛の場合でも、精神的ストレスが関与しているとさまざまな症状が現れる可能性がありますが、共通しているのは、「それほど特異的な身体症状が出現するわけではない」ということです。特異的な身体症状とは、頭の片側が痛い、頭の一部が痛い、痛みが出たり消えたりするなどといった、はっきりとした具体的な症状のことです。

たとえば、第2章の肩こりタイプの緊張型頭痛の場合は、発症には多かれ少なかれ筋肉の疲労が関与していますから、この筋肉を押さえると痛い、この筋肉をもみほぐすと少し気持ちがよいなどといった具合に、痛みのある部位をはっきりと具体的に示すことができます。これは特異的な症状です。「特異的な症状がない」ということは、**痛む部位も痛みの特徴もはっきりしない、不定な症状の訴えが中心になっている**ということです。

　ストレスタイプの緊張型頭痛の患者さんに問診を行うと、

Q「頭のどのあたりがもっとも痛いですか?」
A「頭全体です」
Q「痛みの強さが変化することはありますか?」
A「いつもずーっと痛いです」
Q「なにかに集中しているときは頭痛を忘

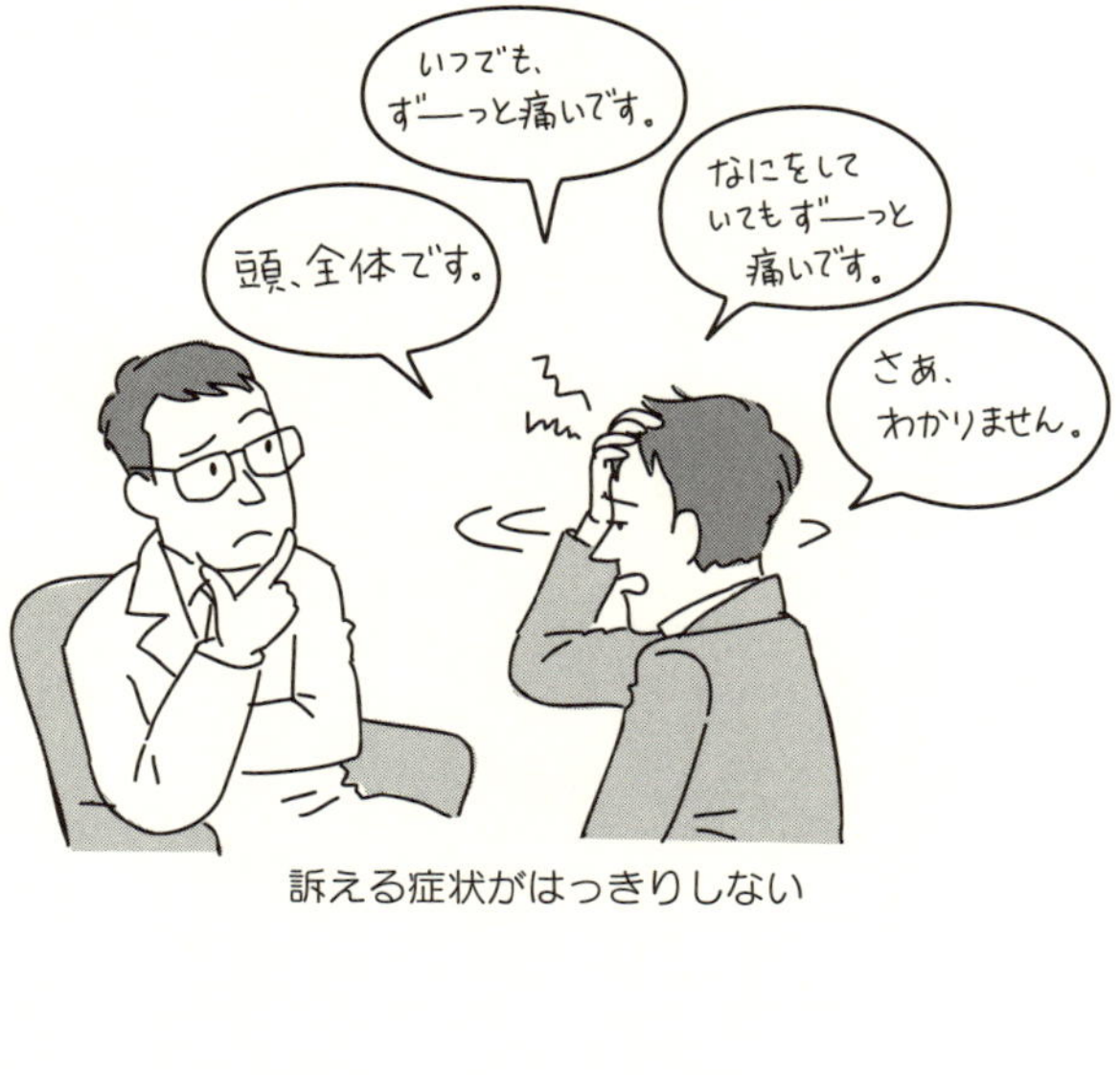
いつでも、
ず—っと痛いです。
なにをしていてもず—っと痛いです。
頭、全体です。
さぁ、わかりません。

訴える症状がはっきりしない

れていることがありますか？」
Ａ「なにをしていてもずーっと痛みが続きます」
Ｑ「いつ頃から頭痛が出はじめましたか？」
Ａ「さあ、わかりません」
というふうに、いまひとつ的を絞れない、具体性に欠ける答えが返ってくることが多いのです。

◉頭痛が軽い患者さんが多い

ストレスタイプの緊張型頭痛は、症状が軽いことが多いのも特徴です。よく日常生活で、「借金で頭が痛い」「会社が最近傾きかけていて頭が痛い」「子どもがろくに勉強しないので頭が痛い」といった会話を聞きます。このような場合の「頭が痛い」という表現は、単なる決まり文句だろうと私も思っていました。

しかし、診察時間にゆとりがあるときに、そのような表現を使う患者さんたちにくわしく訊《たず》ねてみると、約半数の人は単なる決まり文句として使っていましたが、残り半数の人にはほんとうに頭痛があることがわかりました。こういったケースも、ストレスタイプの緊張型頭痛に含まれるのです。

こうした患者さんたちは、われわれ医師から見ると、頭痛の原因となる状況についてはよくわかっていますし、なんらかの具体的な精神的ストレスが頭痛に関係していることにも気づいています。ですから、ときには市販の鎮痛薬を服用することくらいはあるでしょうが、医療機関での治療が必要というほどではないでしょう。

このように、ストレスタイプの緊張型頭痛であっても、それがたまにしか現れない場合は（1ヵ月に1日未満が目安）、慢性緊張型頭痛ではなく、「稀発反復性緊張型頭痛」という病名になり、それほど問題になるわけではありません。

◉精神的ストレスが頭痛をおこす理由

私は神経内科医ですので、精神的な症状について詳細に分析する能力は持ち合わせていません。ですから厳密なことはいえませんが、同じような精神的・心理的状態の人すべてに頭痛がおこるわけではありませんから、それらの症状が頭痛の絶対的な原因になっているとはいえません。

現在のところでは、ストレスタイプの緊張型頭痛は、脳のなかで痛みを感知して対応す

図 3-1　精神的ストレスと頭痛（仮説）

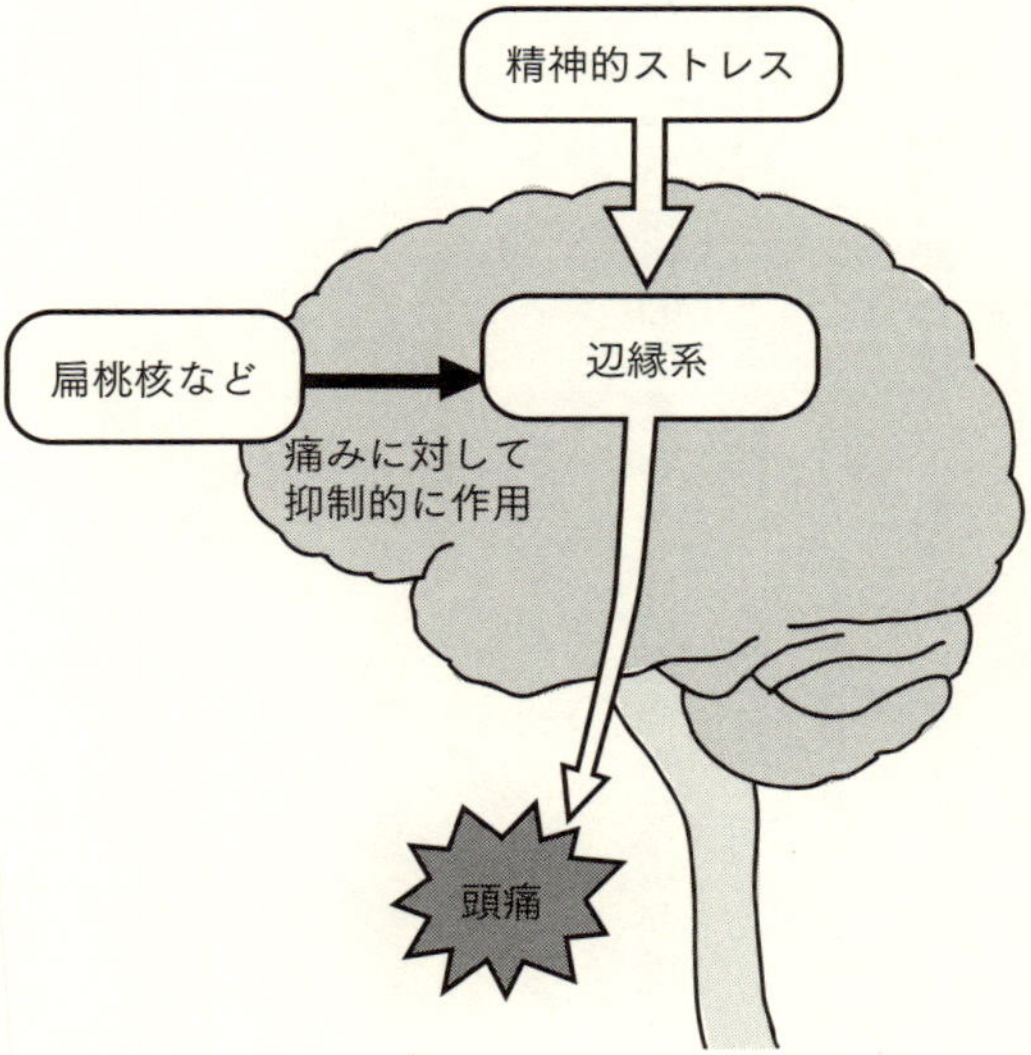

る機構になんらかの乱れが生じているためにおこるのではないか、と推定されています。つまり、精神的ストレスが引き金となって、脳のなかのシステムになんらかの変調や乱調が生じ、それが痛み（頭痛）となって現れるのではないか、ということです（**図3−1**）。

私も現時点ではそのように理解していますが、神経内科の立場からすると、頭痛の症状に具体性がないことがなんだか奇異でなりません。ほんとうに痛いのだろうかという点まで含めて、考え込んでしまうこともあるのが実情です。

◉ストレスタイプの緊張型頭痛の患者さんの特徴は？

すべての患者さんにあてはまるとは言えませんが、ストレスタイプの緊張型頭痛の患者さんには、共通の特徴があります（**表3―1**）。私は神経内科医であり、精神的・心理的な症状については専門家ではありませんので、この表は、緊張型頭痛の医学書（『頭痛クリニック2』診断と治療社）を出版したときに協力してくれた心療内科医の林吉夫医師にまとめてもらいました。いくつかの項目について、くわしく説明していくことにしましょう。

●一般的な内科の患者さんとは表情や表現が微妙に異なる

待合室にいるときにはとくに変わった行動は見られませんが、診察室に入ると急におおげさに痛みを訴える傾向があります。大きな身振りで頭痛があることをアピールするのです。一方で、無表情でなにを聞いても答えようとしない患者さんもいて、付き添っている家族が代わりに答えることも多く見られます。

●病歴や生活背景に精神的問題の存在が疑われる

表3-1　ストレスタイプの緊張型頭痛の患者さんの特徴

1. 一般的な内科の患者さんとは表情や表現が微妙に異なる。
2. 病歴や生活背景に精神的問題の存在が疑われる。
3. 頭痛の性状について問診すると一定性に乏しいことがある。
4. 頭痛にはほとんど変動が見られず、痛みの強さや持続性を強調する。
5. 受診態度は横柄か、逆に極度に神経質である。
6. 肩こりはないか、あったとしても気にしていない。
7. これまで受けた頭痛治療は効かなかった、あるいは悪化したと主張する。
8. 頭痛の治療よりも、内臓などの検査を希望しがちである。

精神科、神経科、心療内科への受診歴がある場合には、ストレスタイプの緊張型頭痛の可能性が大きいと推測されます。現在もそれらの診療科へ通院している場合には、その可能性が一層高いと言わざるを得ません。さらに、離婚、近親者の死、夫婦の不和、仕事上のストレスやトラブルなども、頭痛をおこしやすい条件となることは言うまでもないでしょう。

●頭痛の性状について問診すると一定性に乏しいことがある

頭痛についてくわしく問診していくと、いくつかの矛盾点が出てきます。たとえば、頭痛の性状をはじめは「ズーンとする痛み」といっていたのに、問診がすすむにつれて「ツンとする痛み」や「ズキズキする痛み」などと訴えるようになります。

また、患者さんは頭痛があることを一生懸命に訴えますが、その訴えの中身は不定な症状ばかりで、それを単に強調しているだけであったりします。具体的な症状を訴える場合もありますが、それらは解剖学的にも生理学的にもあり得ない症状であることがほとんどです。

●頭痛にはほとんど変動が見られず、痛みの強さや持続性を強調する

「痛みに変動はありますか？」と聞くと、「いつも痛い」「まったく切れ目なく痛い」など と痛みが完璧に持続性であることを強調します。また、「痛くて仕事もできない」などと、痛みの強さをしばしば訴えます。しかし、知人や家族に聞いてみると、実際に仕事をしているときや趣味に打ち込んでいるときには、それほど痛そうには見えないと答えることが多いようです。

●受診態度は横柄か、逆に極度に神経質である

頭痛は訴えるものの、具体性には乏しく、その態度はおおむね横柄です。問診のなかで医師から論理的に矛盾点を突かれると、訴えが変化していきます。また、極度に神経質な患者さんの場合でも、質問内容にこだわりつつも訴えが変化していくという傾向がはっきき

りしています。

●肩こりはないか、あったとしても気にしていない

第2章の肩こりタイプと鑑別する目的で、「肩こりがありますか?」と聞くと、たいていは「ない」と答えますが、なかには「ある」と答える患者さんもいます。「ある」と答えた場合、肩こりについてよりくわしい質問をすると、「肩はこらない」と答えが変わることがあります。

●これまで受けた頭痛治療は効かなかった、あるいは悪化したと主張する

それまでの治療歴について問診すると、患者さんは多くの医療機関を受診しており、そのいずれでも「うまく治らなかった」と主張します。患者さんが受けた治療が頭痛を悪化させることはあり得ないと思われる場合でも、「悪化した」と強調することもあります。

●頭痛の治療よりも、内臓などの検査を希望しがちである

ストレスタイプの緊張型頭痛の患者さんは心気症（ノイローゼの一種）の傾向があることも多く、自分のからだにはなんらかの異常があるはずだと思い込んでいるために、検査をさかんに要求します。そして、脳の検査をしても異常がなかったことを示すと、「胃や心臓などほかの臓器の異常が頭痛に関係しているのかもしれない」と言って、胃の検査や心電図の検査まで要求してくることがあります。

神経内科ではこのような患者さんには対応できませんが、精神科や心療内科の医師は、患者さんの様子によって各種の心理検査を行い、心理的な病態を把握します。それでも、検査画像や数値データによって異常がないことを示さないと納得しない患者さんも多いようです。

【コラム】高血圧が緊張型頭痛をおこす?

内科を受診した患者さんが「頭が痛い」と訴えると、「それは高血圧のせいです」と説明されることがあります。しかし、この説明はほとんどの場合、間違いであることを知っておくべきです。

かつて、スチュワートという医師が行った有名な報告があります。それは、自分が高血圧であることを知っている患者さんでは約70%の人が頭痛を訴えるのに対して、高血圧であることを知らなかった患者さんでは約30%の人しか頭痛を訴えなかった、という報告です。たしかに高血圧は自覚症状が乏しい疾患ですが、頭痛の自覚症状だけで高血圧であると診断することができないのは誰でもわかることでしょう。

血圧が明らかに上昇すると血管が内側から押しひろげられますので、片頭痛のように脈に一致したズキンズキンとした痛みが出ても不思議ではないように思われます。しかし、褐色細胞腫《かっしょくさいぼうしゅ》という、血圧調整ホルモンが乱れて高血圧や頭痛がおこる疾患でも、最高血圧が230㎜Hgくらいにならない限り頭痛がおこることはないとされています。

ならば、最高血圧が150〜170㎜Hgくらいの高血圧でおこる頭痛はなにかというと、ストレスタイプの緊張型頭痛であると考えられます。血圧が上昇していることを知ったために精神的ストレスが生まれ、それによって頭痛がおこったということです。

高血圧と頭痛が関連している患者さんの場合、降圧薬などの服用によって血圧が下がって頭痛も解消するなら、それでよいでしょう。しかし、血圧は下がったのに頭痛が残っていて、それが気になるという場合は、そのほかに鎮痛薬や精神安定薬などを処方してもらうことも必要になります。

◉転換性頭痛——転換性障害が原因でおこる緊張型頭痛

精神的な要因との関係が強い緊張型頭痛でも、いままでに述べたものとは異なるタイプの頭痛がありますので、2つほど紹介しておくことにします。

ひとつ目は、転換性障害（ヒステリー）の症状のひとつとして現れる頭痛で、転換性頭痛または転換ヒステリーとよばれます。一般の人はヒステリーと聞くと、感情的になって怒鳴り散らしたりすることを思い浮かべるかもしれませんが、それは医学的なヒステリーとは少し違います。ここで紹介する頭痛は、心理的葛藤が別の症状（頭痛）に転換されて表現されるものです。決して多い頭痛ではありませんが、昔から医学書には記載されています。

このような頭痛をおこす患者さんは、とにかく激しい痛みを訴えます。診察中に倒れてしまうこともしばしばあります。声は大きいこともあれば、小さいこともあります。頭痛の症状について具体的に問診を進めようとすると、かなり痛いというわりには拒否せずに応じてくれ、痛みの部位、痛みの性状、痛みの発現状況、痛みの持続時間などについて、苦しそうでありながらも一応具体的な答えが返ってきます。

それらの答えから、頭痛の原因は血管からの痛みなのか、あるいは筋肉からの痛みなのか、さらには、別の組織からの痛みなのかと私たち医師は診断するわけですが、この過程で必ず矛盾点が出てくるのです。その矛盾点について患者さんに問い直すと、さきほどとは違う答えが返ってきます。その時点で、じつは診断はついているのです。

患者さんがあまりにも強烈な痛みを訴えるために、若い医師や看護師などは右往左往してすぐに画像診断や入院の手配をしようとしますが、冷静に対応していれば、患者さんの訴えの矛盾点が浮かび上がってくるのがわかります。たとえば、「どうやって病院まで来たのですか?」と聞くと、「地下鉄で……」などと答えます。歩くのもままならないほどの強烈な痛みを訴えながら、混雑した地下鉄に乗るなど、どうにも合点がいきません。その矛盾点を突くと、「病院に来てから痛くなった」などと、当初と違う答えが返ってくるのです。

なかでも、付き添いの家族が診察に同行しているときの様子は特徴的です。患者さんがはじめてこのような頭痛をおこした場合には、家族も動転するものです。しかし、実際には家族がそのような様子を示すことは非常にまれで、医療関係者があたふたとしているにもかかわらず、きわめて冷静、冷徹な表情で様子を見ていることが多いのです。これは、こうした事態をすでに経験しているからです。

患者さんに強い頭痛がおこるのは周囲の注意をひくのが目的ですから、周囲の人間が心配すればするほど、症状を強く訴えます。これは頭痛以外の症状を示すときでも同じです。

かつて私が出会った、転換性頭痛が疑われた患者さんの例です。強烈な痛みで耐えられないと、私のクリニックにやってきました。問診後、とりあえず、患者さんにベッドで静かに休んでもらうことにしました。また、付き添いの方には待合室にお引き取りいただき、看護師にも患者さんからなるべく離れるように指示しました。

はじめのうち、患者さんは痛みを強く訴えていましたが、あまり取り合わずにそっとしておくと、だんだん訴えないようになってきました。どれくらい経ったでしょうか。やがて、「先生、もう大丈夫なので帰ります」と言うと、クリニックのスタッフが驚いているなか、しっかりとした足取りで帰っていきました。こういった場合、患者さんがいったいどのくらい痛いのか、あるいはそもそも痛みが存在するのか、という点について、われわれ医師も理解できないことが多いのです。

おそらく、周囲の注目を集めたいという気持ちが、頭のなかで激しい痛みという訴えにつながったのでしょう。はたして、その患者さんが、その後も突然の激しい痛みに襲われたかどうか、気になるところですが、残念ながらその患者さんに再びお会いすることは、ついぞありませんでした。

◉卒業生総代症候群――優等生すぎておこる緊張型頭痛

２つ目は、「卒業生総代症候群」という病気です。もともとはアメリカで見られたもので、勉強に、部活動に、ボランティアに全力を注ぎ、自らの健康や休息をまったくかえりみず、あらゆる点で優等生であろうとして猛烈に頑張り、卒業生総代になるような学生に現れる身体的異常です。そのような状況を続けていれば、なんらかの身体的異常が現れやすくなるものですが、頭痛もそのひとつです。

これはなにも学生に限りません。能力を超えて、休息や睡眠を削ってまで働く人などにも同じようなことがおこります。私はいままでに、激しい頭痛に襲われたこのようなタイプの患者さんを何人も診た経験があります。代表的な例を紹介しましょう。

10年ほど前のことですが、20歳代のＪさんが激しい頭痛をおこし、会社の人に連れられて私のクリニックにやってきました。すでに近くの医療機関を受診しており、そこでＭＲＩ検査を受け、異常は指摘されていませんでしたが、私の前にいるＪさんの表情は苦悶《くもん》に満ちていました。

Ｊさんは国立大学工学部を卒業し、その当時勤務していた会社に就職しました。その会社には大卒者がほとんどいなかったこともあり、大きな期待をかけられていたようです。

本人もその期待に応えようと、日々仕事に精力を注ぎ込み、朝は6時過ぎに出社して夜の12時前後まで毎日、担当していた開発業務を行っていました。

そうして1年ほどが過ぎたとき、頭が重くなってときどき痛みも感じるようになりましたが、はじめはJさんも気にしていませんでした。やがて、痛みが続くようになったので市販薬を服用するようになりましたが、改善しません。あまりに頭が痛そうな様子を同僚にも気づかれ、医療機関を受診することになったのです。MRI検査と同時に鎮痛薬を処方されましたが、まったく効かず、日増しに頭痛は強くなってきました。そして1ヵ月もしないうちに、仕事中に頭を抱えてしゃがみ込んでしまうことが何回もおこるようになっ

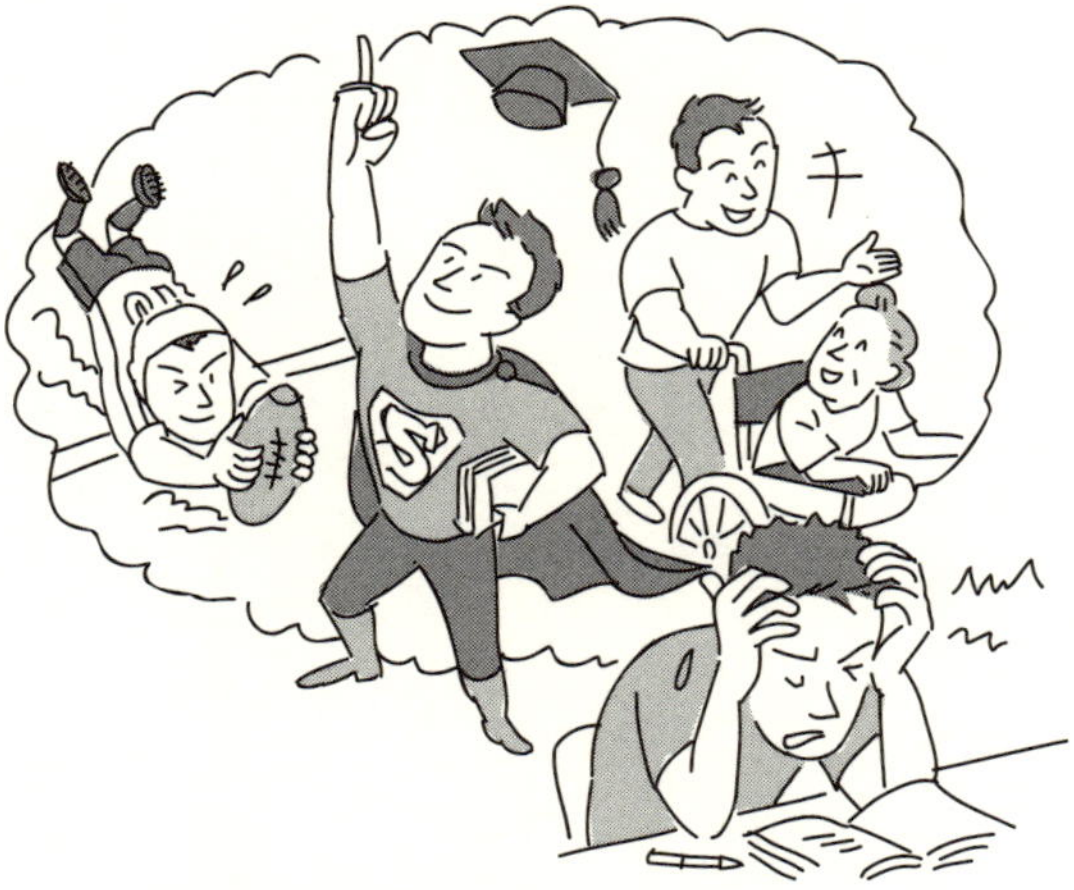

頑張りすぎて激しい頭痛に

ためめ、私のクリニックを受診することになったのです。

そのときのJさんは、診察中にもときどき頭を抱え込んでしまうような状態でした。とにかく会社をいったん休むように説得しましたが、なかなか納得しません。しかし、最終的には休むことに渋々同意しました。休養して1週間後には痛みが半減し、再び出社したいと希望しましたが、もう少し休むように指示したところ、頭痛が現れない日が徐々に増えてきました。

数ヵ月後にはだいぶ改善したため、会社へ復帰しました。会社からは、少しずつ業務に慣れるようアドバイスされましたが、すぐに深夜まで働く生活に逆戻りし、案の定、まもなく激しい痛みが復活してしまいました。その後もJさんは会社からの強い期待に応えようと仕事に励みましたが、見かねたJさんのご両親が会社を辞めさせることを決意し、Jさんもその心からの説得に抗《あらが》うことはできずに職を辞したところ、1ヵ月ほどで頭痛はまったくおこらなくなりました。

この頭痛も診断基準からすれば緊張型頭痛で、頭痛がおきた背景には精神的ストレスがあることは想像がつきます。ただし、このタイプの患者さんは、**表3-1**（89ページ）で特徴を挙げた「ストレスタイプの緊張型頭痛」の患者さんとは決定的に違います。真面目な人が多く、以前に診てもらった医師の批判をする、医師に横柄な態度をとる、といったことは決してありません。問診をうわの空で聞いていたりすることもなく、きちんと答えます。しかし、その答えに具体性がないという点は、「ストレスタイプ」の患者さんと同じなのです。

Ｊさんのような人たちに共通するのは、真面目ではあっても、自分が達成できるレベルがどのあたりなのかを把握できていないことです。目標を少し高めに掲げることは何事においても重要ですが、達成できないほど高い目標に照準を合わせているにもかかわらず、そこに到達できないかもしれないと客観的に考えることができないのです。このタイプにはかなり賢い人が多いのですが、もっと能力の高い人からみれば、無理をしていることがはっきりわかります。また、趣味など、息抜きをする場を持っていない人が多いのも特徴です。

ストレスタイプの緊張型頭痛の治療法

◉痛みが軽いとき――市販薬を服用する

ちょっとしたストレスや疲労などによっておこる稀発反復性緊張型頭痛（86ページ）の場合には、本人もその原因がおおよそわかっていますから、ほどよく息抜きをしたり、休息したりして、それなりの対応策をとります。頭痛治療が必要、などとは誰も思わないでしょう。

そのような対応策ですむ場合はそれで十分ですが、ときには痛みがいくらか強かったり、2～3日長引くようなこともあります。そんな場合には市販の鎮痛薬を服用する人が多いのですが、それでよくなるようなら服用してもよいでしょう。市販薬については、第2章（53ページ～）でくわしく解説しました。

◉少し痛みが強いとき——医療機関を受診する

市販薬を服用しても頭痛がよくならないときには、まずは医療機関を受診して、そこで処方される鎮痛薬を服用してみるのが妥当でしょう。第2章で、肩こりタイプの緊張型頭痛の場合は、医療機関を受診するのは重症の人が多く、鎮痛薬程度では効果がないと述べましたが、**ストレスタイプの緊張型頭痛の場合、症状は軽いことが多く、鎮痛薬でも効果が見られるケースがある**のです。

医療機関で処方される鎮痛薬は、非ステロイド性抗炎症薬（NSAIDs）と総称されるものが多く（**表3-2**）、アスピリンやアセトアミノフェンなど古典的鎮痛薬とよばれる薬と比較すると、眠気が出やすい傾向はありますが、いくらか効力が強いのです。また、医療機関で処方される薬のほうが市販薬よりも主成分の量は多いので、効力は高いはずです。ただし、いろいろな種類の薬があり、それぞれ主成分が異なりますから、効果に多少の差はありますし、効き方に個人差が出る場合もあります。

非ステロイド性抗炎症薬のなかで、これまで医学文献などに有効性が記載されているものは、イブプロフェン（商品名ブルフェンなど）とナプロキセン（商品名ナイキサン）です。イブプロフェンは市販薬にも用いられています。余談ですが、このイブプロフェンについては、古典的鎮痛薬に分類する考え方もあります。

そのほかの非ステロイド性抗炎症薬には、インドメタシン（商品名インテバンなど）、ジクロフェナク

表3-2　医療機関で処方される
おもな非ステロイド性抗炎症薬（NSAIDs）

一般名	おもな商品名
イブプロフェン	ブルフェン
ナプロキセン	ナイキサン
インドメタシン	インテバン
ジクロフェナク	ボルタレン
メフェナム酸	ポンタール
ロキソプロフェン	ロキソニン

（商品名ボルタレンなど）、メフェナム酸（商品名ポンタールなど）などがありますが、これらについては頭痛への有効性を報告した医学文献は多くありません。インドメタシンと30年前に一世を風靡《ふうび》したメフェナム酸は頭痛にはいくらか効力が弱いのですが、個人差もありますから、服用してみる価値はあるでしょう。これに対して、ジクロフェナクは頭痛には効力が強いのですが、消炎鎮痛薬一般の副作用である胃腸障害がより現れやすい薬です。

◉それでもよくならないときには……

ストレスタイプの緊張型頭痛は、なんらかの精神的ストレスが絡んでいる頭痛です。鎮痛薬を服用しても頭痛がよくならない場合には、精神的・心理的状態を改善する薬が必要になります。

私たち内科系の医師がもっともよく処方する薬は、エチゾラム（商品名デパスなど）です。この薬は、使いやすい抗不安薬としてさまざまな診療科でよく処方されています。不安感を軽減させることによって、精神的ストレスが絡んでいる頭痛を軽くする効果が期待できます。この薬には筋弛緩作用もありますから、第2章の肩こりタイプの緊張型頭痛にもよく処方されます。また、緊張型頭痛には保険適用がされますので、医師も処方しやすい薬です。副作用は眠気をきたすことですが、そのために服用しづらいという患者さんはあまり多くはありません。

つぎによく用いる薬としては、アミトリプチリン（商品名トリプタノールなど）があります。これは三環系抗うつ薬です。この薬は抗うつ薬としての作用だけでなく、頭痛の感じ方を和らげる作用があることでも知られていますので、うつ的傾向があり、しかも頭痛があるような患者さんには、適切な薬といえるでしょう。副作用は眠気やだるさが現れることです。なかには「眠くなるので昼間には飲めない」という人もいます。このような場合には、寝る前にまとめて服用する方法もあります。なおアミトリプチリンは、片頭痛の頻度を減らす薬としても知られています。

以上のような薬の服用によって、なんとか困らない程度の頭痛になるのなら、そのまま治療を続けてください。その後の経過は人によってさまざまですが、数ヵ月のうちに薬を服用しなくても大丈夫な日があるようになったら、徐々に薬を服用する回数を可能な範囲で減らしていけばよいでしょう。なかなか減らせない場合には、年単位で服用を続けざるを得ないこともあります。

治療例２　Ａ・Ｓさん：男性・43歳

ここで、80ページで紹介したＡ・Ｓさんの診断と治療の経過を見ておきましょう。診察時に、頭痛の分布（前寄りか、後ろ寄りかなど）を問診したところ、「頭全部」という回答しか得られませんでした。後頸部《こうけい》や肩の筋肉を触診したところ、「こり感はないわけではない」との返事でしたが、少なくとも明らかにこりを伴っているというほどではありませんでした。

こういった患者さんに対しては、頭痛に関して具体性が乏しいと感じるのが常です。すなわち、ストレスタイプの緊張型頭痛であると考えられました。

本人はボツリヌス治療を希望しましたが、こういった場合の頭痛では、著しくよく効くか、まったく効かないかのどちらかです。効く場合には、薬効というより心理的な効果でしょう。効かない場合には、薬理学的にあり得ない副作用を言い出したり、それを契機に頭痛が一層わるくなったと言うことが多くあります。もちろん、ボツリヌス治療の対象外です。

抗うつ薬は、うつに対する作用だけではなく、一般的に頭痛の感じ方を和らげる作用が証明されているので処方しましたが、効果はありませんでした。別の種類の抗うつ薬に換えてみても、結果は同じでした。

Aさんは数ヵ月受診したのち、来院しなくなりました。のちにわかったことですが、私のクリニックとは別に心療内科にも通院していた模様で、そちらでも効果は得られなかったようです。

2年後、久しぶりに受診し、頭痛薬がほしいとのことでした。この2年間の頭痛はどうだったか訊ねたところ、仕事が忙しくて来られなかったという答えでした。ふつうの頭痛薬でよいですか、と尋ねたところ、それでよいとのことでしたので、イブプロフェン（商品名ブルフェン）を処方しました。

それ以後は受診がありませんが、本当にその頭痛薬が効いているのかどうかは疑問で、効いているとすれば、心理的な効果ではないかと考えられました。

頭痛にはなんらかの精神的ストレスが絡んでいるはずですから、患者さんによっては、精神科や心療内科で、心理的側面にも入り込んで対応してもらったほうがよいのではないかと思います。患者さんの希望にもよりますが、私から精神科や心療内科を紹介することもあります。

◉精神科や心療内科で診てもらう必要がある場合

精神的ストレスが強く絡んでいると考えられる頭痛の患者さん、すなわち訴える頭痛の症状に具体性がない、薬の効果に対してふつうでは考えられない反応を示すなどの場合は、精神科や心療内科で診てもらうのが妥当なケースもあります。

精神科や心療内科からのアドバイスをもとにして、このような場合に処方されるいくつかの薬剤を紹介しておきましょう。

抗うつ薬には、頭痛を和らげる作用もあることが古くから知られています。最近よく用いられている抗うつ薬は、選択的セロトニン再取り込み阻害薬（ＳＳＲＩ）、セロトニン・ノルアドレナリン再取り込み阻害薬（ＳＮＲＩ）と総称される薬で、一般内科などでもかなり処方されるようになっています。うつに対するこれらの薬の効果は、服用開始後すぐに現れる悪心（吐き気）を切り抜けさえすれば、かなり良好であるとされています。

精神科や心療内科では、ほとんどの施設で、緊張型頭痛の原因はうつであると考えられていますから、たいていの場合、これらの薬が処方されます。そのような処方によって頭痛もよくなるようなら、そのまま治療を続けて構わないでしょう。

ところが実際には、うつはよくなったが頭痛はまったくよくならない、というケースが少なくありません。このことは、うつと頭痛は関連しているかもしれませんが、直接的にリンクしているわけではないことを示す証拠ともいえます。

こういった場合に、私のクリニックに心療内科などから「頭痛だけ治してほしい」という依頼が来ることがありますが、こういった頭痛に対してはどの薬も効きにくいというのが実情です。痛みを抑える可能性のある薬をいろいろと処方してみるのですが、はかばかしい結果が得られないことのほうが多いのです。患者さんの頭のなかで「頭痛記憶の回路」ができあがってしまい、常にその回路がはたらいていると解釈するしかないと思っています。困ったことです。

◉ボツリヌス治療は効く？

「どんな薬も頭痛に効かないので、ボツリヌス治療をしてほしい」と言ってくる患者さんがまれにいます。どんな薬でもまったく効かないのなら、ボツリヌス治療でもよくなるはずがありません。効かないことをいくら説明しても、「それでもどうしてもやってほしい」と強硬に主張する場合もあります。頭痛に対するボツリヌス治療は現状では保険診療ではできませんが、自由診療となれば患者さんの意思も尊重しなければなりませんので、

「どうしても」と言われれば実施してみることがあります。

もちろん、たいていは効きません。ところが、まれに信じがたいほどよく効いて、痛みが完璧になくなってしまうことがあります。これは薬理学的に信じがたいことです。おそらくこのような場合には、薬効というよりも、自ら希望した治療をしてもらったという満足感が関与しているのでしょう。

医師が薬の内容をくわしく説明して処方したとしても「悪化した」と言う患者さんがいますが、薬にせよボツリヌス治療にせよ、本人が希望した治療を受けた場合には患者さんは「悪化した」とは言いません。「効いた」か「効かなかった」かのどちらかです。

精神分析については私の専門外ですのでよくわかりませんが、いま述べたような患者さんを経験すると、本人のなんらかの意思が治療効果にも大きな影響を与えていることを実感することがあります。しかしこれは、患者さんが希望するならばどんな治療でもしてよいということではありませんから、ボツリヌス治療も勧めるものではありません。

第４章

片頭痛タイプの緊張型頭痛

「片頭痛タイプの緊張型頭痛」とは?

症例3　Y・Yさん：女性・38歳

20歳前後から、たまに頭痛を経験していました。25歳頃になると、頭痛は1ヵ月に1回くらい現れるようになりました。痛みが強いときには吐き気を伴うこともありましたが、毎日のことではないので、困ったときだけ市販薬を服用していました。効果が少ないときもありましたが、だいたいは頭痛が半減するので、そのまま服用し続けていました。

30歳頃から頭痛は1ヵ月に2~3回くらい現れるようになり、市販薬も効きがわるくなってきたので、神経内科を受診したところ、片頭痛と診断され、薬を処方されました。以後、頭痛が現れたときにはその薬を飲んでいました。タイミングがわるくうまく効かないこともありましたが、だいたいは効いていました。

しかし、2~3年前から頭痛の回数が増え、1週間に2回くらい現れるようになりました。いままでは頭痛発作のときだけ頭痛があり、そうでないときはなんともなかったはずなのに、**はっきりとした頭痛発作ではないときにも、軽い頭痛が続くようになってきたこと**に気づきました。

この1年は、いつも頭痛が続いているので、片頭痛発作が現れるときを的確に見分けることができずに、**薬を飲むタイミングがはっきりわからなくなってきました。**それでもうまくいくときには効きますが、以前のようにすっきり効くわけではなく、せいぜい痛みが半分くらいになればよいという感じです。

また、以前の頭痛は、右側が痛かったり、左側が痛かったりして、痛みが強くなってくるときには脈打つ感じがありましたが、最近では痛みに左右差がなく、頭全体が痛みます。さらに、ときどき拍動感を感じることもありますが、若いときほど明確ではなくなってきました。加えて、**首や肩の筋肉がこっている**ことにも気がつきました。

頭痛はほぼ毎日現れますが、痛みの程度に

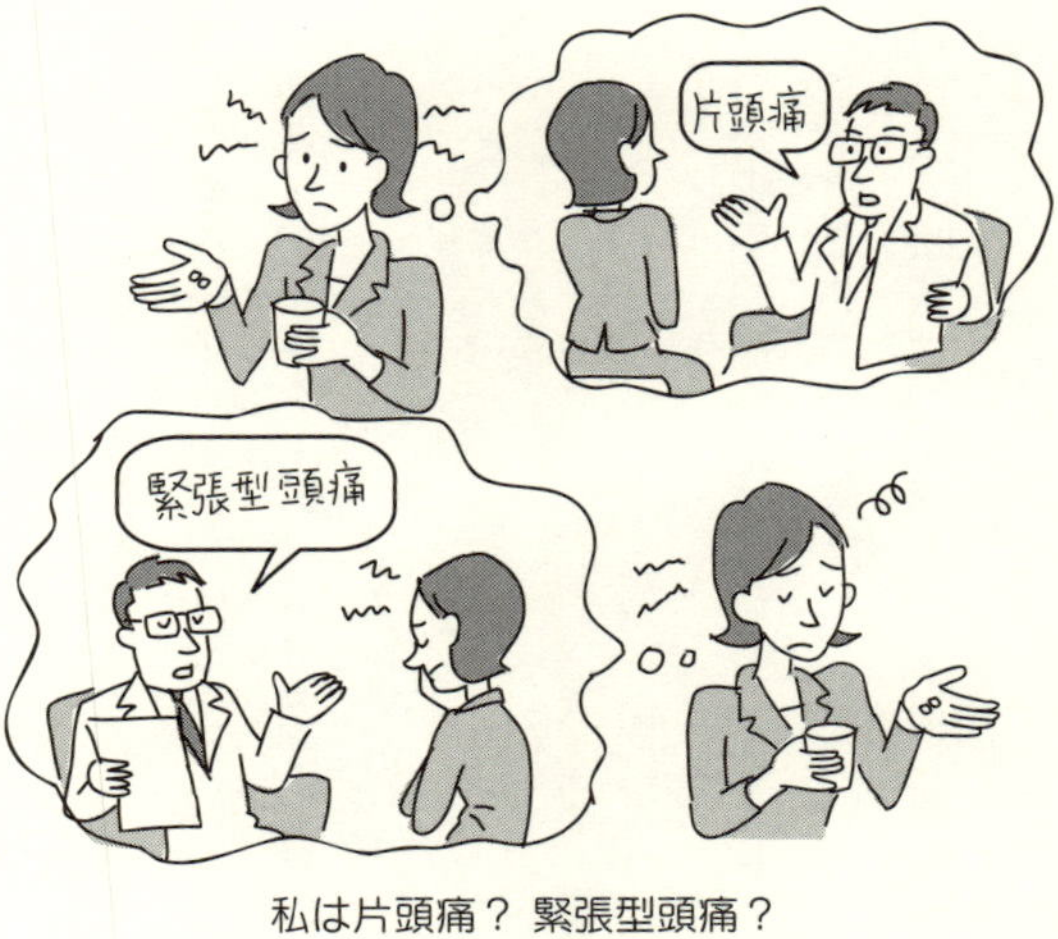

私は片頭痛？ 緊張型頭痛？

は浮き沈みがあり、痛みが強いときには、家事をするのもやっとのことです。吐き気を伴うことがあるので、食事がとれない日も少なくありません。痛みが弱いときでも、うっとうしい気持ちから解放されることはありません。

以前に片頭痛と診断された医療機関を受診したところ、いまは緊張型頭痛になっているとの診断を受け、緊張型頭痛に効くという薬を処方してもらいましたが、はっきり言ってまったく効かないので、なにか別の治療法はないかと考え、インターネットで当院を見つけて受診することになりました。

◉頭痛のおおもとは「片頭痛」

この章の緊張型頭痛は、第2章の「肩こりタイプの緊張型頭痛」や第3章の「ストレスタイプの緊張型頭痛」とはまったく異なります。いま挙げた2つの頭痛は、たいていの医師が従来から緊張型頭痛だと思っていた「ふつうの緊張型頭痛」です。また、少し頭痛の知識のある一般の人たちにも理解しやすい頭痛でしょう。

ところが、この章でとりあげる「片頭痛タイプの緊張型頭痛」は、そうではありません。片頭痛が「変容」して緊張型頭痛のような症状を示すようになったもので、「緊張型頭痛という仮面をかぶった片頭痛」といってもよいでしょう。**もともとは片頭痛であったものが、加齢や薬の影響によって病像が変わってきて片頭痛に特徴的な症状がはっきりしなくなり、頭痛が毎日続くようになった状態**です。片頭痛の典型的な症状については、あとでくわしく説明します。

先ほど述べたＹ・Ｙさんの場合、片頭痛発作が現れていないときにも軽い痛みが続くようになった頃から変容が始まったといえるでしょう。これがやがて頭全体の痛みになり、明確な持続性となり、首や肩のこりがはっきりしてきた頃に、緊張型頭痛に移行してきたと判断されます。

こうした頭痛は、おおもとが片頭痛ですから、「変容型片頭痛」あるいは「慢性片頭痛」とよばれています。私は時間的な経過が感じられる変容型片頭痛という病名のほうが気に入っていますが、国際頭痛学会では慢性片頭痛という病名が採用されています。慢性片頭痛の診断基準は、「1ヵ月に15日以上頭痛がおこる日があること」「明らかな片頭痛が1ヵ月に8日以上あること」「緊張型頭痛が混在していること」などです。

一方で、変容型片頭痛の症状は、緊張型頭痛の診断基準にもあてはまるため、「緊張型頭痛」と診断されていることもよくあります。

診断基準の作成にあたって、国際頭痛学会は当初、変容型片頭痛と緊張型頭痛を明快に区別しようとしていたのですが、結果的に2つの頭痛が区別しにくいことを示唆せざるを得なくなり、境目がはっきりしなくなってしまいました。したがって、変容型片頭痛、緊張型頭痛、どちらの診断も間違いではありませんが、緊張型頭痛という診断の場合、その背後に片頭痛が隠れていることを把握しているかどうかによって、医師は対応を変える必要があるのです。

◉片頭痛の典型的な症状とは？

ここで、この緊張型頭痛のおおもとである片頭痛について説明します。**表4-1**に特徴的な症状を示しましたので、それに沿って簡単に説明していくことにしましょう。

これらの片頭痛の特徴のなかで、一般の人にも、大多数の医療関係者にもよく知られているのは、「頭の片側が痛くなること」「脈に一致した拍動性の痛みがあること」の2つでしょう。

しかし、じつは片頭痛を診断するうえで、もっとも重要なポイントは、**「発作性の出現様式を示す頭痛である」**ということなのです。発作性というのは、ふだんはなんともないけれど、ときどき頭痛がおこる日があるという意味です。どれくらいの頻度で頭痛がおこ

表4-1　片頭痛の特徴的な症状

1. 遺伝的傾向がある。
2. 若年期に始まる。
3. **頭痛は発作的にときどき出現する。**
4. **概して片側の痛みが目立つ。**
5. **痛みは脈に合わせて拍動性である。**
6. 悪心や嘔吐を伴うことがある。
7. 痛いときに、光、音、匂い、振動などを嫌がる。
8. 女性は妊娠中は概して軽減する。
9. 血管拡張をきたす条件で誘発されやすい。
10. 遅くとも30歳までに発症する。
11. 加齢によって改善〜消失する。

るかはかなり個人差があり、年に1〜2回という人もいれば、週に3〜4回という人もいます。

そのほかの特徴として、悪心や嘔吐を伴いやすいことや、大きな音や明るい光によって痛みがより強く感じられるということも知られていますが、これらの症状は欧米人に比べると日本人ではいくらか軽い傾向にあるようです。

女性では、妊娠すると80％くらいの人で頭痛が軽くなります。痛みの強さ、頭痛のおこる回数、どちらかが減るという人もいますが、多くはその両方が減ります。出産後は、約半数の女性では再び頭痛がおこるようになります。残り半数の女性では授乳期間中には頭痛が軽い状態が続きますが、授乳期間が終わると再び頭痛がおこるようになります。いずれの場合も、妊娠前と比べて痛みの強さ、頭痛の回数、ともに増す傾向があります。

また、暑い季節や、発熱・運動後、炎天下での発汗時など、血管が拡張するような条件下では、片頭痛が誘発されやすくなります。アルコールを飲んだときも同じです。さらに、女性では月経時にはホルモンの影響で血管がひろがりますから、片頭痛がおこりやすくなります。そして、意外とよくないのが、仕事の終了後や休日など、ストレスから解放されたときです。緊張しているときには交感神経の作用によって血管は収縮していますが、緊張がほどけてほっとすると交感神経の作用が弱まり、血管がひろがるからです。

片頭痛は生まれてから死ぬまでずっと続くというわけではありません。小児期におこることもありますが、平均的には10歳代後半、遅くとも30歳までに発症します。そして、高齢になると痛みが軽くなります。60歳で片頭痛が残っている人は約20%で、70歳を過ぎて残っている人はかなりまれです。なぜ年齢とともに片頭痛が軽くなるかについて、はっきりとしたことはわかっていませんが、一説によると、動脈硬化によって血管がかたくなり、ひろがりにくくなるからではないか、ということです。

図 4-1　片頭痛の経過

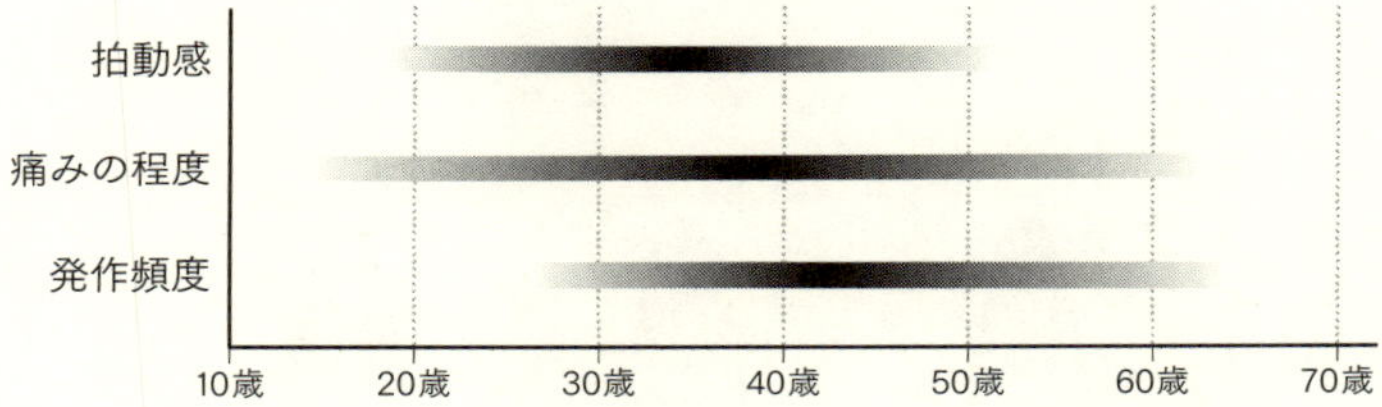

◉片頭痛はこうして緊張型頭痛に化ける

緊張型頭痛は頭の両側に痛みが現れることが多い頭痛で、ジワーッとした、あるいはズーンとした鈍痛が絶えず続きますから、片頭痛の症状とはまるきり異なります。ところが状況によっては、片頭痛か緊張型頭痛かの判断がむずかしい場合があります。というのは、片頭痛の症状が結果的に緊張型頭痛のような症状になってくることがあるからです。これが、片頭痛タイプの緊張型頭痛です。

片頭痛の患者さんは、**表4-1**（117ページ）で特徴を示したような頭痛発作を同じペースで一生くり返すわけではありません。長い期間中に、症状が微妙に変化していくのです（**図4-1**）。

一般的には10歳代後半から頭痛が現れ、25歳を過ぎた頃から頭痛が強くなってきます。40～50歳くらいになると、若いときよりいくらか痛みが軽くなることが多くなりますが、頭痛の回数が増

図 4-2　片頭痛が緊張型頭痛に化けるまで

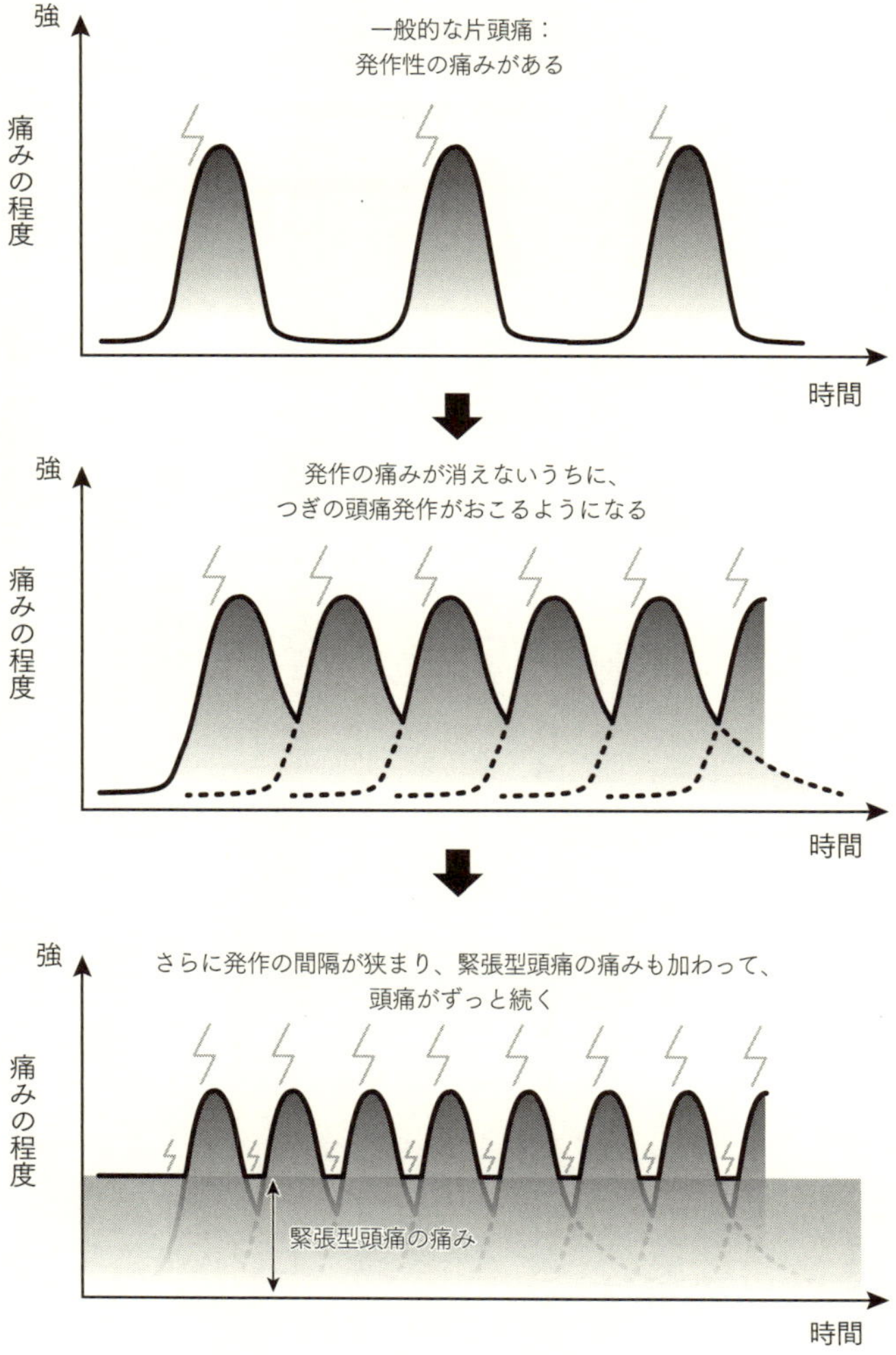

えたり、いったんおこった頭痛が消えるのに数日かかるようになる、といった変化が見られるようになります。そのため、**頭痛がおこってまだ痛みが尾を引いているうちにつぎの頭痛がはじまる**ことがあります（図４－２）。このような状態になると、痛みの強弱は別にして、頭痛がずっと続くようになります。これが極端になると、毎日頭痛がおこるようになることもあります。

もともとは片頭痛であっても、いつも痛みが続いていると、**防御的な意味も含めて首や肩の筋肉にも力が入ってしまいます**から、筋肉性の痛みも加わってきます。また、片頭痛に特徴的な痛みの左右差もあまりはっきりしなくなります。こうして片頭痛は「片頭痛タイプの緊張型頭痛」（変容型片頭痛）となるのです。

なお、片頭痛の薬を多用していると、こうした変化がより若いときから現れやすくなります。そのような場合を「薬物乱用頭痛」とよぶこともあります。

◉「片頭痛タイプの緊張型頭痛」の見分け方

片頭痛タイプの緊張型頭痛の症状は、頭痛が毎日続くこと、首や肩の筋肉に痛みがあること、痛みの左右差がはっきりしないこと、などだけに注目すれば、緊張型頭痛の診断基準（21ページ**表1−2**）に見事にあてはまってしまいます。つまり、診断基準からは、緊張型頭痛のおおもとが片頭痛であるのかそうでないのかを見分けることはできません。

「片頭痛タイプの緊張型頭痛」と、第2章の肩こりタイプの緊張型頭痛や第3章のストレスタイプの緊張型頭痛といった「ふつうの緊張型頭痛」との大きな違いは、**痛みの強弱の波があるかどうか**です。ふつうの緊張型頭痛では、痛みの強弱は多少あっても、基本的には同じ強さの痛みが一日中続きます。それに対して、ここで紹介している「片頭痛タイプ」はおおもとが片頭痛ですから、いつも痛みがあったとしても、発作性の出現様式という片頭痛の特徴をいくらか残しています。

すなわち、「朝はわりとよかったが午後から痛みがグーンと強くなってきた」とか、「朝起きたときにはかなり痛かったが夕方には痛みが半減した」というように、一日のなかでも頭痛が目立ってくるときとそうでないときとを区別することができるのです。このように痛みの強弱の波をキャッチできるようなら、片頭痛タイプの緊張型頭痛と考えてよいでしょう。

それでは、自分の頭痛が「片頭痛タイプの緊張型頭痛」かどうかを自己診断する方法を紹介しましょう。

◎自己診断のしかた

●若いときに片頭痛があった？

この頭痛のおおもとはあくまで片頭痛ですから、若いときから片頭痛があったことが第一の目安になります。片頭痛の特徴的な症状については、**表４−１**（１１７ページ）で確認するとよいでしょう。若いときの頭痛が片頭痛だったかどうかがはっきりしないという人は、頭痛の出る日と出ない日がはっきり分かれていたかどうかを思い出してください。はっきり分かれていたのであれば、たいてい片頭痛に間違いないでしょう。

また、頭痛を感じる日数が年々徐々に増えてきて、最近ではほぼ毎日になってきているかどうかを確かめてください。つまり、現在の頭痛は片頭痛が変容したものかどうか、過程を確認するのです。

●片頭痛と緊張型頭痛の特徴を併せ持っている?

つぎに、現在の症状について分析してみてください。片頭痛の特徴的な症状(117ページ**表4-1**)と緊張型頭痛の特徴(19ページ**表1-1**)を比べてみると、対照的であることがわかっていただけると思います。この正反対の特徴の両方に合致する症状とはどんなものなのかを**表4-2**に示しました。これらにあてはまっていれば、「片頭痛タイプの緊張型頭痛」といえるでしょうから、少しくわしく説明します。

1.痛みの出現、消退が不明確だが、ときに痛みが強まることが自覚できる

痛みがいつ現れて、いつ消えたのかはよくわかりません。ただ、ときに痛みが強まることから、発作性の頭痛が混在していることが確認できます。

2.痛みは両側性でほぼ左右差はないが、強まるときは左右差を感じることがある

左右差がはっきりしない、両側性の痛みです。このことが、「ふつうの緊張型頭痛」との区別をむずかしくしているのです。しかし、じつは「いつも両側に痛みがあり、しかも痛みの左右差がない」というケースは少なく、比較的痛みが強いときには左右差を感じられることがあります。なお、いつも左右どちらかの痛みが強いとは限らず、ときによって

表4-2　片頭痛タイプの緊張型頭痛の特徴

1. 痛みの出現、消退が不明確だが、ときに痛みが強まることが自覚できる。
2. 痛みは両側性でほぼ左右差はないが、強まるときは左右差を感じることがある。
3. 非拍動性・持続性の痛みだが、ときに拍動感を感じることがある。

変化することが多いようです。

3. 非拍動性・持続性の痛みだが、ときに拍動感を感じることがある

片頭痛に見られるような、痛みの拍動感が明確でなくなります。しかし、比較的痛みが強いときにはいくらか拍動感を確認できることが少なくありません。頭痛がおこったときに手首の脈に触れると、拍動感を確認しやすくなります。

片頭痛タイプの緊張型頭痛では、このように片頭痛と緊張型頭痛の特徴を折衷したような症状を呈するのが平均的と言えるでしょう。現在の症状が、いま述べた3つの特徴にあてはまるかどうか、確かめてみてください。このほか、筋肉性の痛みが目立つときには緊張型頭痛の特徴である首や肩のこりを自覚することもありますし、痛みが強まったときには片頭痛の特徴である光や音に対する過敏性が見られることもあります。

片頭痛タイプの緊張型頭痛の治療法

◉片頭痛タイプの緊張型頭痛は治療に戦略が必要

「片頭痛タイプの緊張型頭痛」（変容型片頭痛）は、**片頭痛の治療と緊張型頭痛の治療の両方を行わない限り、改善しません。**「肩こりタイプの緊張型頭痛」「ストレスタイプの緊張型頭痛」にはストレッチ運動、筋弛緩薬や鎮痛薬などの服用などが効くこともありますし、「ストレスタイプの緊張型頭痛」も気分転換、精神安定薬や鎮痛薬の服用などで改善することも少なくありませんが、「片頭痛タイプ」では、ストレッチ程度の運動療法やいま挙げたような薬の服用で改善する患者さんはかなり少数派です。

このような患者さんの場合には、片頭痛の治療からはじめるか、緊張型頭痛の治療からはじめるか、あるいはその両方を同時に開始するかなど、よく考えて対処しなければなりません。現行の緊張型頭痛のガイドライン（診療指針）に記載されている程度の治療法では、まずうまくいかないのです。

ここでは、片頭痛タイプの緊張型頭痛への治療戦略を理解していただくために、まず、片頭痛に対する一般的な治療について紹介しておきましょう。

◉片頭痛の一般的な治療とは？

片頭痛の治療には、大きく分けて2つの方法があります。ひとつは「抑制治療」とよばれ、頭痛がおこったときに痛みを抑える治療法です。もうひとつは「予防治療」とよばれ、毎日薬を飲むことによって頭痛をおこす回数を少なくする治療法です。抑制治療で十分に効果が得られている場合には、予防治療を加えることはありません。

①抑制治療

抑制治療で使用される「頭痛抑制薬」には、鎮痛薬、エルゴタミン製剤、トリプタン製剤の3種類があります。いずれも頭痛の出はじめに服用することによって痛みを和らげるのが目的です。

〔鎮痛薬〕　さまざまな種類のものがあります。アスピリン、アセトアミノフェンなどの古典的鎮痛薬はさまざまな商品名のものがあり、薬局で購入可能です。医療機関で処方される鎮痛薬は非ステロイド性抗炎症薬（ＮＳＡＩＤｓ）とよばれるものが多く、ナプロキセン（商品名ナイキサン）、イブプロフェン（商品名ブルフェンなど）、ロキソプロフェン（商品名ロキソニンなど）、ジクロフェナク（商品名ボルタレンなど）、インドメタシン（商品名インテバンなど）などがあります。

〔エルゴタミン製剤〕 トリプタン製剤が発売されるまでは、片頭痛治療の主流薬剤でした。現在国内では、カフェインとイソプロピルアンチピリンを混ぜたクリアミンA（商品名）などが発売されています。医療機関で処方される薬です。

〔トリプタン製剤〕 国内では、スマトリプタン（商品名イミグラン）、ゾルミトリプタン（商品名ゾーミッグ）、エレトリプタン（商品名レルパックス）、リザトリプタン（商品名マクサルト）、ナラトリプタン（商品名アマージなど）の5種類が販売されています。このなかでゾーミッグとマクサルトには口腔内溶解錠もあり、イミグランには点鼻薬、注射薬、自己注射薬もあります。トリプタン製剤は、片頭痛の抑制治療では現在もっとも有効性が高いと評価されています。なお、イミグランとゾーミッグの錠剤については、すでにジェネリック薬剤も発売されています。いずれも医療機関での処方が必要です。

②予防治療

予防治療に使われる「頭痛予防薬」を毎日連用していると、頭痛の回数が減ります。しかし、効いたかどうかがわかるのには1ヵ月ほどかかること、どれくらいの割合の人に効果が現れるかを表す有効率はどの薬もせいぜい50％くらいであること、そして、効き目としても頭痛の回数が30％ほど減れば御の字である、ということを知っておきましょう。

〔β《ベータ》遮断薬〕　交感神経の活動や血圧を抑え、脈拍数を減らして心臓への負担を軽くする薬です。さまざまな種類がありますが、プロプラノロール（商品名インデラルなど）がよく知られています。インデラルはもともと降圧薬ですが、心臓系への臨床試験中に患者さんの持病である片頭痛が軽くなったことが偶然にわかり、片頭痛の予防治療という考え方が生まれました。

〔カルシウム拮抗《きっこう》薬〕　おもに降圧薬として使用される薬です。血管壁への影響やセロトニンという物質への影響による有効性が考えられています。さまざまな薬剤があり、程度に差はあるものの、その多くが片頭痛に効きます。塩酸ロメリジン（商品名ミグシス）は国内独自の薬剤で、片頭痛に対しても保険適用で処方されます。

〔抗うつ薬〕　さまざまな種類がありますが、現在では古典的薬剤とされるアミトリプチリン（商品名トリプタノールなど）は、片頭痛に対しては抗うつ薬のなかでももっともすぐれているというデータがあります。副作用はだるさや眠気です。

〔抗てんかん薬〕　抗てんかん薬にも片頭痛発作を抑制する作用が認められています。外国では、トピラマート（商品名トピナ）という薬がもっとも成績がよいとされています。日本では臨床試験に失敗したために、片頭痛には効かないと評価されることになりました。

〔そのほかの薬〕　ビタミンB_2の大量服用が効く人が多くいます。ビタミンB群は水溶性ですから副作用はありませんが、染色にも利用される成分なので尿が濃い黄色になります。そのほかに、補酵素Q10やマグネシウムなども有効性があると報告されています。また、A型ボツリヌス毒素製剤（商品名ボトックス）の頭皮への注射は、国際的にも頭痛予防薬としてはもっとも有効性が高いと証明されています。

◉どのような治療戦略が必要？

先ほど述べたように、「片頭痛タイプの緊張型頭痛」の治療では、片頭痛の治療と緊張型頭痛の治療の両方を行う必要があります。ただし、基本的には両方の治療を同時に進めるわけにはいきませんから、片頭痛と緊張型頭痛のどちらにまずアプローチするのかを考えなければなりません。

そのために重要なのは、患者さんが医師に自分の頭痛についてしっかりと申告できるようにしておくことです。これまでに述べたような片頭痛と緊張型頭痛の特徴を知っておき、自分の頭痛にあてはまるのはどんなところかを把握しておきましょう。

ここでは、患者さんの申告を受けて、医師がどのような治療戦略で臨むのかについて説明することにします。

①先にアプローチする頭痛を決める

最初に片頭痛の治療と緊張型頭痛の治療のどちらを行うかを決めるのは、患者さんの申告です。患者さんにくわしく話を聞いてみると、片頭痛と緊張型頭痛が混在しているといっても、**どちらかが「主犯」らしいということ**

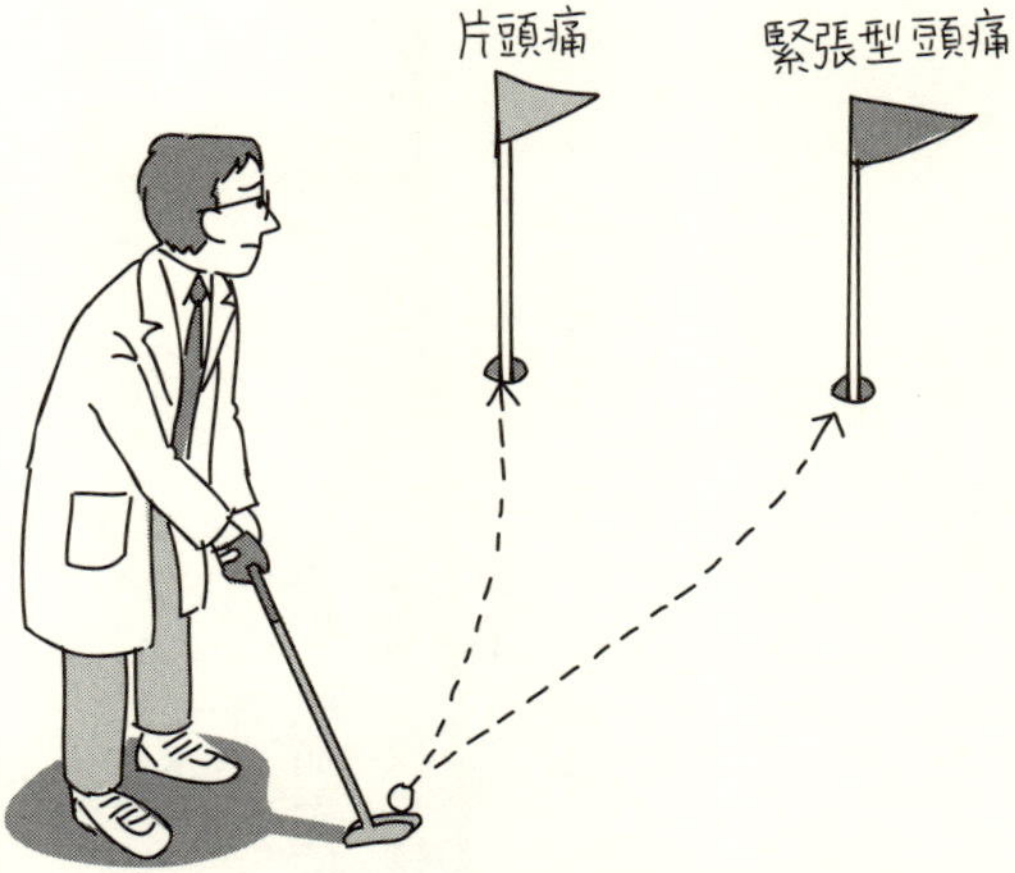

片頭痛と緊張型頭痛、どちらからアプローチするべき？

とがわかる場合が多いのです。それを見極めて、「主犯」の頭痛に先にアプローチします。ただ、患者さんの話からは決めきれない場合や、どちらの頭痛もつらく、2つとも「主犯」とは決めきれないと判断される場合もあります。その場合には、あとで述べるボツリヌス治療が効果的です。

②片頭痛を狙ってアプローチする場合

片頭痛の立場から治療するならば、効き目は弱いかもしれませんが、やはり頭痛予防薬の投与をはじめに考えます。頭痛予防薬を長期間投与しても効かなかった場合には、ほかのどんな頭痛予防薬に取り換えていくかということも考えておく必要があります。

たいていの頭痛予防薬はいずれ効き目が落ちてくるのですが、ビタミンB_2は長期にわたって連用しても効き目が落ちにくく、副作用もありませんから、これが効く人には考えてみてもよい薬です。患者さんの年齢が60歳に近いなら、頭痛予防薬を取り換えながら片頭痛が軽くなっていくのを待つのもひとつの方法でしょう。

そうでなければ、片頭痛がおこる回数を長期的に少しずつ減らす効果が証明されているボツリヌス治療を考える必要があるでしょう。これについてはあとでくわしく説明します。

③緊張型頭痛を狙ってアプローチする場合

緊張型頭痛という立場から治療するならば、第2章で述べた治療法（51ページ～71ページ）を行うことになります。

その際に着目すべき点としては、筋肉性の痛みがあるために片頭痛の痛みを誘発しやすいこと、一方で、片頭痛があるとさまざまな筋肉が「防御的収縮」をおこしてしまうことが多いということです。片頭痛と緊張型頭痛で痛みのキャッチボールをしているような状態になり、痛みがとめどもなく続くことになるのです。

こういった点を踏まえ、薬を使うにせよ、マッサージや整体などの物理的治療を実施するにせよ、筋肉性の痛みが和らいだとき片頭痛に影響しているかどうか、また、片頭痛が和らいだとき筋肉性の痛みに影響しているかどうか、といったことをふだんから観察しておきましょう。

たとえば、筋肉性の痛みが和らいだときに片頭痛も和らいでいればその治療を続け、逆に片頭痛が強くなるようなら別の治療に変える、ということになります。こうして、より有効な手段を残していくという方針が必要になるのです。

◉ボツリヌス治療の効果は?

片頭痛タイプの緊張型頭痛に対しても、ボツリヌス治療による改善が期待できます。一般的な治療と同様に、先にアプローチする頭痛を決めて治療を行います。

①片頭痛を狙ってアプローチする場合 ~痛みを直接的に改善

ボツリヌス治療は、アメリカとイギリスでは2010年に慢性片頭痛(変容型片頭痛)に対して正式に国家承認されました。しかし日本では、医療保険制度や医療法などによる制約があるために、一般の人たちにはさほど知られていません。

じつはボツリヌス毒素には、第2章で紹介した筋肉の緊張をゆるめる作用のほかに、片頭痛の痛みを直接的に改善する作用もあるのです。どうしてボツリヌス毒素が痛みに効果を発揮するのかについては、まだはっきりわかっていない点もありますが、「発痛物質」とよばれるP物質やブラジキニンなどの分泌を抑制することによって、痛みを感じる生理学的レベル(痛み閾値《いきち》)を変化させるのではないかと考えられています。

ちなみに、ボツリヌス治療が片頭痛にも効くことがわかったのは、アメリカの女優さんがしわ伸ばしのためにボツリヌス毒素製剤(ボトックス)を顔面に注射したのがきっかけです。この女優さんには片頭痛の持病があったのですが、注射の後、しわが伸びただけでなく片頭痛までもよくなったと医師に申告したのです。

片頭痛へのボツリヌス治療が欧米で承認されたときの論文には、頭部と頸部に3ヵ月ごとにボツリヌス毒素製剤を注射すると、はじめは片頭痛が月に平均20日以上あったのが、6ヵ月後には平均11日、1年後には平均8日になったという報告がされています。たいした違いではないように思われるかもしれませんが、毎日のように強い片頭痛に悩まされていた人にとっては、頭痛のない日がこれだけ増えるのはかなりうれしいことのようです。

私の基本的な投与方法（**図4-3**）では、15ヵ所にボトックスを2単位ずつ注射します

図 4-3　片頭痛のボトックス注射部位

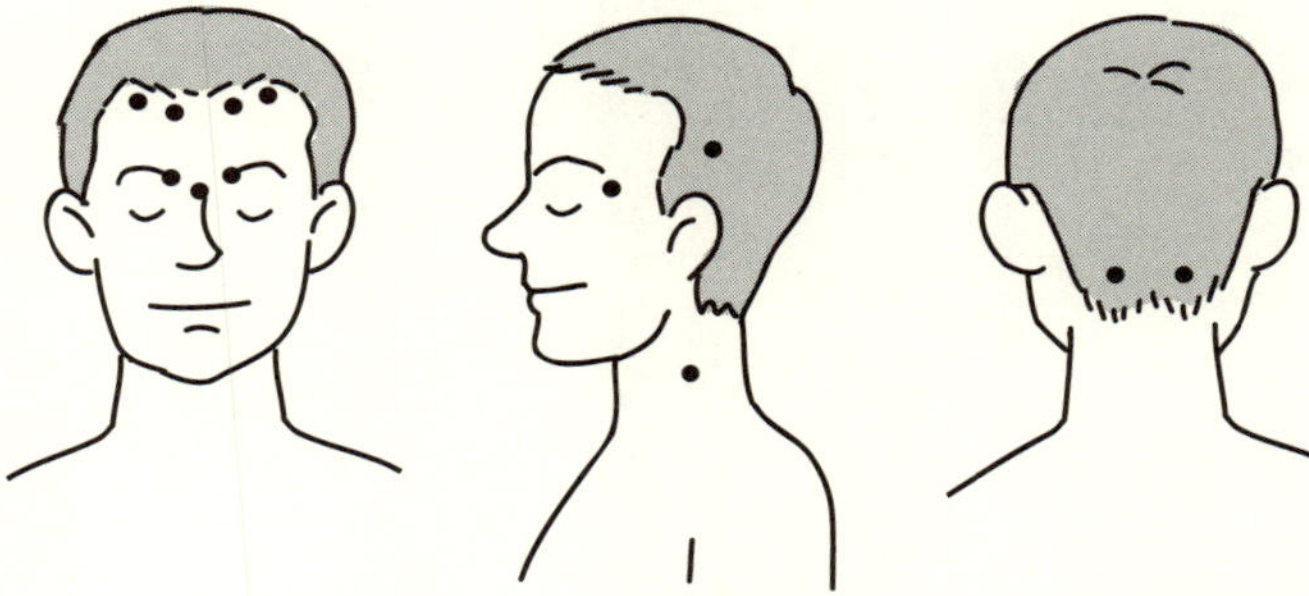

●で示した計 15 ヵ所に注射する。左図：鼻根筋《びこんきん》・１ヵ所、左右の皺眉筋《すうびきん》・計２ヵ所、左右の前頭筋・計４ヵ所　中図：左右の側頭筋・計４ヵ所、左右の頭板状筋・計２ヵ所　右図：左右の後頭筋・計２ヵ所（外国では、もっと多くの箇所に注射するのが一般的）

から、総量は30単位になります。頭部へは、濃度の高い薬液を少量ずつ何ヵ所かに分けて注射するのがよいとされています。1ヵ所への注射量が多くなると薬液がひろがってよけいな筋弛緩作用が出ることがあるからです。

私のクリニックで30人の患者さんに投与した結果、約20%の人に投与後1週間くらいから効果が現れはじめ、片頭痛がおこる回数あるいは強さが半減しました。残り80%の人では、はじめの1ヵ月は効果が見られませんでしたが、2ヵ月めになると40～50%の人に効果が現れはじめました。しかし、その効果ははっきりとしたものとはいえず、片頭痛がおこる回数がいくらか減るか、回数はさほど減らないものの、強い片頭痛発作がおこることが少なくなるという結果でした。さらに、どう評価すべきか迷うところですが、「なにかスッキリした感じがする」という患者さんがけっこういました。

ボツリヌス治療がよく効いたという人では、3ヵ月くらいで効果が落ちる傾向がありますが、効きめが弱かったという人では効果が続く期間が長く、半数以上の人で6ヵ月以上効果が続きます。なかには注射後1年も経ってから、「最近、片頭痛の具合がよくありません。今になってボツリヌスの注射がしばらく効いていたのだなとわかりました」と言ってくる人さえいるのです。

②緊張型頭痛を狙ってアプローチする場合～筋肉の緊張をゆるめる

「片頭痛タイプの緊張型頭痛」には、首や肩の筋肉性の痛みも必ず加わってきていますから、発痛物質の分泌を抑えるとともに、筋肉の緊張もゆるめる必要があります。片頭痛タイプの場合も、第2章の肩こりタイプと同様のボツリヌス治療が効果的といえます。

緊張型頭痛で首や肩の大きな筋肉に注射する場合には、筋肉全体に薬液がひろがるようにする必要がありますから、濃度を薄くして1ヵ所への注射量を多くします。

③2つの頭痛に同時にアプローチできる？

ここまで読んだ読者の皆さんは、2つのアプローチを同時に行えばよいではないか、と思われるかもしれませんが、じつはそう簡単にはいかないのです。というのは、片頭痛にアプローチした結果、緊張型頭痛も改善することもありますし、緊張型頭痛にアプローチした結果、片頭痛が現れにくくなることもあるからです。

治療後のこういった流れを患者さんにきちんと観察してもらうことが重要であり、2つのアプローチを同時に行うと、患者さんは正確に両者の観察をすることができません。すると、結果として次回の治療方針が定まりにくくなってしまうのです。

ですから、一般的な薬物治療と同様に、どちらを先に行うかを決める必要があります。

ただし、どちらの頭痛も「主犯」と決めきれないときには、たとえば初回は緊張型頭痛にアプローチし、効果が乏しかったら2回目は片頭痛にアプローチする、という方法を取ることができます。こういった過程を経ると、患者さんは2つの頭痛の軽重を判断することができるようになるのです。「急がば回れ」ということです。その結果、どちらのアプローチが効果的なのかを判断するまでの期間は、薬物治療よりもかなり短くすることができるでしょう。

治療例3　Y・Yさん：女性・38歳

ここで、章の初めで紹介したY・Yさん（112ページ）の診断と治療の経過をみていくことにしましょう。

Yさんの「頭痛には左右差がない」「拍動感が若いときほど明確でなくなってきた」「首や肩の筋肉がこっている」という現時点の症状からは、緊張型頭痛と診断されることになります。ところが、経過をみれば、もともとは片頭痛だったのが徐々に変化して、このような症状になったのだということがわかります。

すでに多くの医療機関を受診して、さまざまな薬を処方されたYさんですが、私のクリニックを受診したときには、明らかに片頭痛タイプの緊張型頭痛になっていましたので、ボツリヌス治療を開始することにしました。Yさんの話から、片頭痛を「主犯」と考え、頭部の皮膚へ少量ずつ投与しました。

約1週間で、首の筋肉性の痛みはある程度軽減してきたことを自覚しました。片頭痛の痛みは、2～3週間を過ぎた頃から、いくらか少なくなっていることが感じられました。そのような状態のまま3ヵ月が経過し、2回目の投与を実施しました。少しずつ頭痛の程度や頻度は減ってきているのですが、頭痛が改善しているという実感はありませんでした。しかし、痛いときに併用していた頭痛薬の使用回数は減ってきていました。

その4ヵ月後に3回目の投与を実施しました。その頃から頭痛薬を使用することはかなり減っており、薬を使用する日数は1ヵ月に10日前後になっていました。また、トリプタンという強い頭痛抑制薬を使わずに、ふつうの鎮痛薬ですむ日も見られるようになってきました。

さて、つぎの4回目の投与をするべきかどうか、私も迷っています。頭痛薬は使いすぎではない状態にまで戻っているわけですから、再び増えることがあれば、そのときにボツリヌス治療を再開するのも一法ですし、しばらくはこのまま数回反復して投与し、さらに頭痛の回数を減らすことができるか挑戦してみるのも一法です。医学的にどちらがよいという答えは、まだ出ていないのが実情です。

いまのところ、ボツリヌス治療を反復しても将来的に効果が低下するといった報告はありません。ただ、10年くらいは効果が落ちないというデータはあるものの、もっと先のことはまだわかっていません。片頭痛は60歳を過ぎる頃から軽くなっていきますから、そのくらい先を見据えて対応していくことが必要だと考えています。

Yさんには、つぎの受診の際に、いま述べた2つの選択肢を紹介し、希望されるほうを実施しようと考えています。

◉頭痛がどうしても治らないときは？

ボツリヌス治療は、現状では国際的に、変容型片頭痛の最後の砦《とりで》として位置づけられている治療法ではありますが、それでも頭痛がよくならない気の毒な患者さんが一定数どうしても残ることは事実です。残念ながら現代の医学では、このような人たちへの対応策がありません。

外国のある頭痛学者が、そういった場合には、薬物投与量、その効果、副作用の三者の間で妥協を図るしかないと報告しています。つまり、わずかなりとも効く薬を大事に使用する、という方法です。

さらに、姑息《こそく》かもしれませんが、抗不安薬などでせめてもの精神衛生上の改善を図る、睡眠薬を処方してせめて夜間だけでも休息感を与える、などといった対応策を実施するしかない場合もあります。欧米の医学書には、頭痛がどうしても治らないときの策としてコカインなどを使用すると記載されていますが、これは日本では社会通念上できることではありません。

片頭痛は加齢に伴って改善していきます。また、ふしぎなことに肩こりや首こりも、中年世代と比べると高齢者のほうが軽い傾向があります。ですから、症状が軽くなるまでをどう乗り切るか、という観点で、その時々に応じた治療法や薬剤で対処していくことになります。その期間中は、薬剤による胃腸障害や肝・腎障害が現れないかどうかという点に留意しておくことも必要です。

第５章

緊張型頭痛と
間違えやすい病気

緊張型頭痛の特徴的な症状は、これまでみてきたように、両側性の痛みであること、拍動感のない痛みであること、だらだらと続く持続性の痛みであることなどです。

しかし、いま挙げたような痛みがあればすべて緊張型頭痛かというと、決してそうではありません。別の疾患が原因でそのような痛みが現れている場合もあります。たとえば、脳腫瘍の患者さんが頭痛を訴えることがありますが、これは脳腫瘍そのものの痛みではなく、脳腫瘍が存在することによって緊張型頭痛の症状がひきおこされていることも少なくないのです。ですから、頭痛の症状だけに着目するのではなく、原疾患があるかどうかを調べるのを忘れてはならないのです。

この章では、一見すると緊張型頭痛のように見えて、じつは重要な原疾患が隠れている場合を紹介することにします。

◉低髄液圧性頭痛

①低髄液圧性頭痛とは？

ヒトの脳と脊髄《せきずい》を合わせて中枢神経といいます。中枢神経は、外側から順に硬膜《こうまく》、くも膜《まく》、軟膜《なんまく》という3つの膜に包まれて保護されています。くも膜と軟膜の間にはくも膜下腔《まくかくう》

図5-1　脳脊髄液

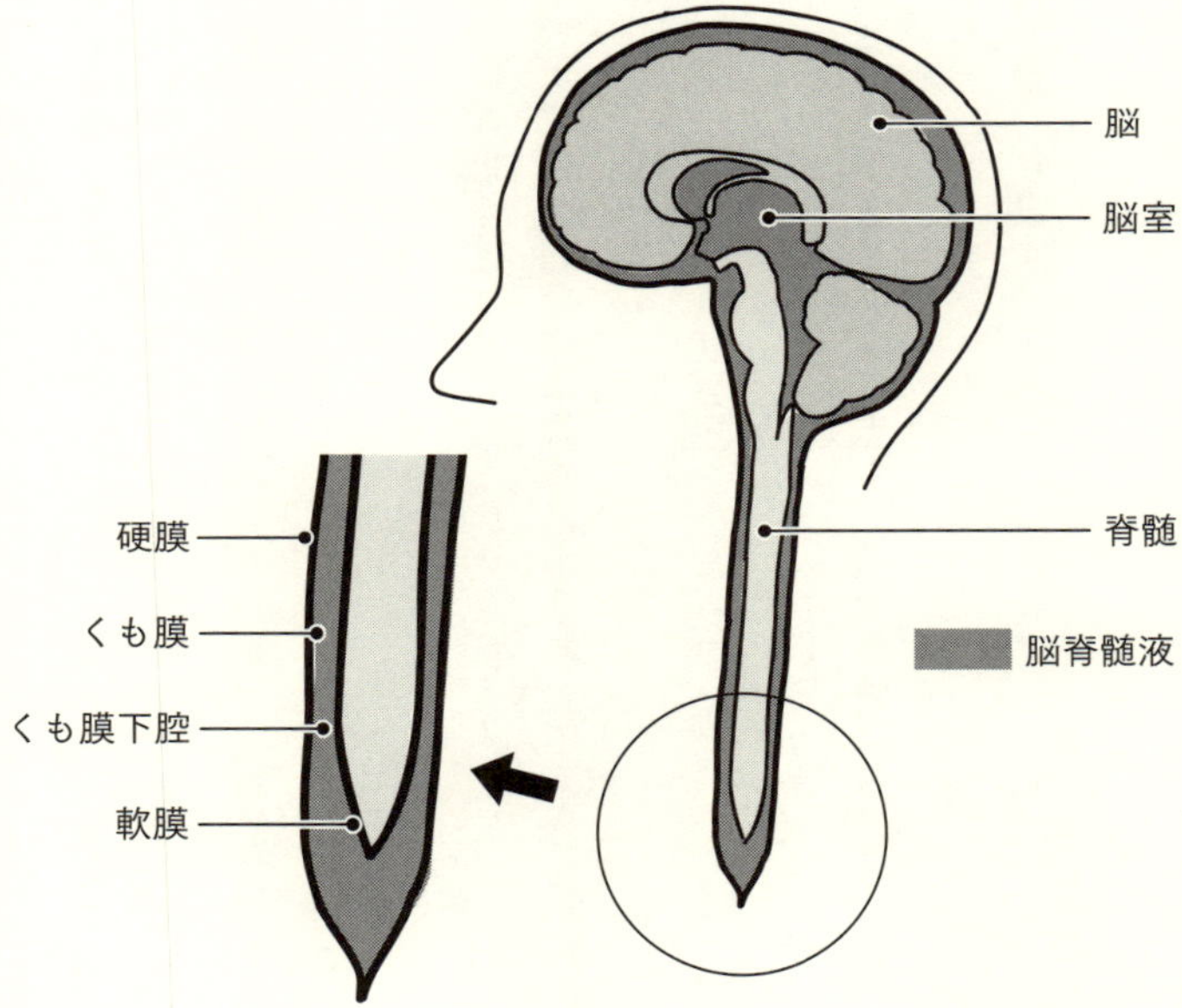

という空間があり、そこは脳脊髄液（髄液）とよばれる透明な液体で満たされています（**図5−1**）。この髄液は、脳の中心部にある脳室の壁をおおう脈絡叢《みゃくらくそう》（毛細血管からできている組織）でつくられ、脳室内を満たしたあとくも膜下腔へ徐々に流れ出し、最終的には脳と脊髄全域のくも膜下腔を満たします。

　この髄液が少なくなると頭痛がおこります。これが低髄液圧性頭痛です。脳脊髄液減少症とよばれることもあります。

②頭痛の原因は？

大きな脳から細い脊髄へ移行する部分（脳底部）では硬膜がくびれています。くも膜下腔を満たす髄液は一定の圧力（髄液圧）に保たれていますが、髄液圧が低下するとこのくびれの部分に通常とは異なる力が加わり、硬膜がひっぱられます。硬膜にはたくさんの血管や末梢神経が分布していますから、硬膜がひっぱられると血管や末梢神経に加わる力も変化して、痛みがおこるのです。

髄液圧が低下するのには2つの原因があります。ひとつは、髄液の産生量が少なくなることです。典型的なのは脱水による場合で、水分の摂取が不十分なために髄液が十分につくられなくなります。

もうひとつは、髄液がどこからか漏れてしまっていることです（髄液漏《ずいえきろう》）。脊髄の硬膜が傷ついたり、破れたりしたために髄液が漏れ出してしまうのですが、この場合は特発性低髄液圧性頭痛とよばれます。硬膜が破れるのは医療行為による場合もありますが、くしゃみをする、頭部や背中を打撲する、しりもちをつくなど、内的・外的な力が加わったときにもおこります。また、はっきりとした原因がわからない場合も少なくありません。

③頭痛の特徴は？

低髄液圧性頭痛の特徴は、体位によって頭痛の強さが違うことです（**図5−2**）。からだを起こしているときには、重力によって髄液が下降するために髄液圧が低下し、頭痛が強まります。それに対して、からだを横にしたときには、脳と脊髄はだいたい同じ高さになるため髄液が下降しにくくなって髄液圧は上昇し、頭痛は和らぎます。このような、起き上がったときに強くなる頭痛を起立性頭痛とよびます。

こうした低髄液圧性頭痛の特徴を知っていれば自己診断ができますが、ほかにもいくつか自己診断の方法があります。たとえば、おなかに力を入れて力むと血圧が上がり、脳へ流れ込む血液量が増えて髄液の産生が高まり、髄液圧が上がりますから、頭痛が和らぎます。力むのをやめると頭痛は強まりま

図 5-2　低髄液圧性頭痛の見分け方

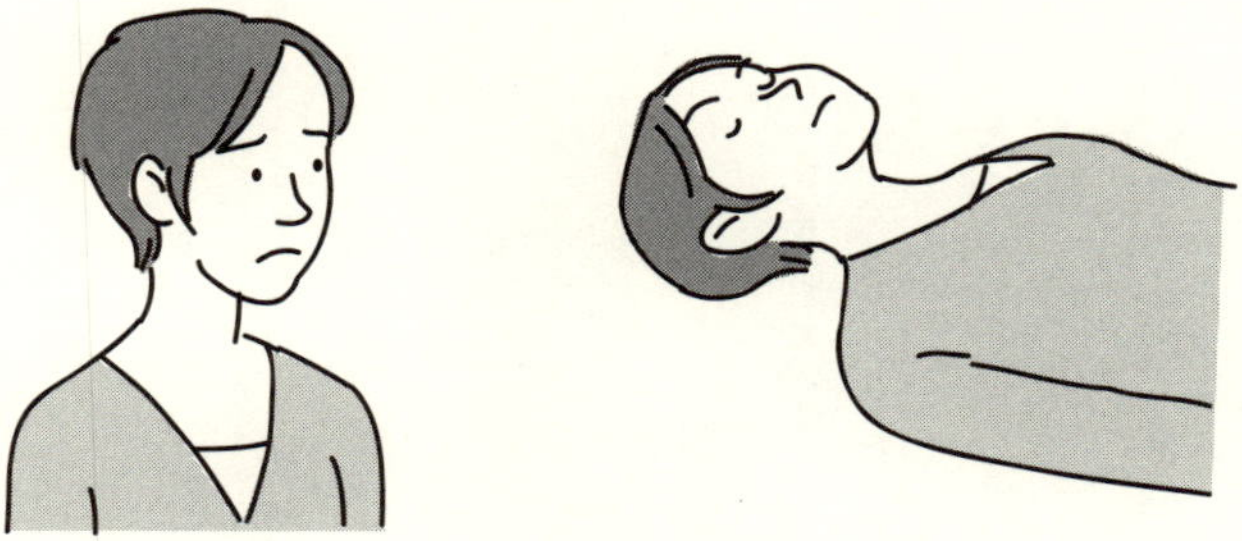

からだを起こしているときには
痛みが強い

横になったときには
痛みが和らぐ

す。また、首の両側を通る左右の頸静脈《けいじょうみゃく》を両手で押さえたときには、脳から心臓へ戻る血液の流れが阻害されて結果的に髄液圧が上昇しますから、頭痛は和らぎます。押さえるのをやめると頭痛は強まります。

この頭痛では、基本的には頭の両側に同じくらいの強さの痛みが現れます。ただし、硬膜が脳から脊髄に移行する部分のくびれ方には個人差があり、左右でくびれ方が違う人の場合には、痛みに左右差がみられる場合もあります。

④なぜ緊張型頭痛と間違える？

低髄液圧性頭痛では、頭の両側に痛みが現れます。また、座っているときや立っているときなど、からだを起こしている状態では痛みがずっと続きます。つまり、「非発作性の痛み」です。さらに、頭痛がおこったときや消えていったときがはっきりせず、ほぼ毎日のように痛みがあります。こういった特徴から、緊張型頭痛と診断されてしまうのです。

この頭痛は、片頭痛と診断されてしまうことも多くあります。朝、起床したあとから頭痛が強まりますから、片頭痛に特徴的な発作性の出現様式のようにも思えるからです。また、髄液圧は脈に合わせて多少は変化しますから、ごく軽い拍動感のある痛みを感じる場合もあります。痛みがけっこう強い場合には日常生活や仕事に支障をきたすこともありますから、片頭痛と間違われやすいのです。とくに第4章の片頭痛タイプの緊張型頭痛（変容型片頭痛）とは区別がつきにくくなります。

体位によって頭痛の強さが変化するという特徴をとらえない限り、医師も正確に診断するのはむずかしいといえるでしょう。

⑤治療と対策は？

まず、脱水などが原因で一時的に低髄液圧性頭痛をおこした場合には、対応は比較的簡単です。水分を多く摂ることと、その吸収をよくするために一定の塩分も併せて摂ることです。できるだけ早く改善するためには、点滴を受けることです。点滴によって循環血流量は一気に増えますから、脳への血流量も増えて髄液の産生が高まってきます。

つぎに、脊髄の硬膜が破れて髄液が漏れ出している場合についてです。髄膜炎などの検査のために、脊髄を収容している背骨に向かって腰から針を刺し（腰椎穿刺《せんし》）、髄液を採取することがあります。この場合は硬膜に孔《あな》を開けるので、ここから漏出がおこります。検査後に低髄液圧性頭痛をおこす患者さんもよくいますが、孔は1週間ほどで自然に修復されますから、問題になることはまれです。くしゃみ、頭部や背中の打撲、しりもちなどによって硬膜が破れた場合でも、たいていは2ヵ月ほどで自然に修復されます。

問題となるのは、硬膜が自然に修復されない場合です。水分摂取や点滴によって一時的な効果は見られますが、根本的な解決にはなりません。こんな場合には、患者さんの血液を採取して硬膜の外側に注入する血液パッチ（硬膜外自家血注入療法）という治療が行われます。しかし体内には水分が多く、この治療法にしても水底でコンクリートを固めるようなものですから、1回でうまくいく確率は20％くらいのようです。孔をなかなかうまく閉じられない場合には、手術によって直接的に閉鎖します。

なお、交通外傷によって硬膜が破れて低髄液圧性頭痛がおこることがある、という報道がかつてされたために、賠償金などの疾病利得《しっぺいりとく》（患者さんが病気によって得る利益）が絡み、この頭痛とは関係のない患者さんまでもが医療機関に押し寄せて問題となったことがあります。たしかに、交通外傷で硬膜が破れることはありますが、低髄液圧性頭痛は外傷とは関係なくおこることも多いので、実際にかなり多くの患者さんがいると思われます。

また、緊張型頭痛や片頭痛と誤診されやすいだけでなく、低髄液圧性頭痛であるという診断がなかなかつかないと、その間に脳がしだいに変形してもとに戻らなくなることもありますから、そういった事態をめぐって医療トラブルが増える可能性も考えられます。

●副鼻腔炎

①副鼻腔炎とは？

副鼻腔炎は日本人に多い疾患のひとつです。副鼻腔は鼻腔を取り囲む骨のなかにある空洞で、４つに分かれています。前頭洞《ぜんとうどう》は眉間の上、前頭骨のなかに、上顎洞《じょうがくどう》は鼻腔の両側、上顎骨のなかに、篩骨洞《しこつどう》は鼻腔の天井の篩骨のなかに、蝶形骨洞《ちょうけいこつどう》は篩骨洞の奥の蝶形骨のなかにあります（図5-3）。

鼻腔と副鼻腔の内面はひとつづきの粘膜でおおわれており、粘膜は粘液をつくりだして外界からの異物や細菌を包みこみ、のどのほうへ押し流しています。この粘液が副鼻腔から排出されずに溜《た》まってしまい、そこに細菌などが増殖し、副鼻腔に炎症がおこるのが副鼻腔炎です。副鼻腔炎には

図 5-3　副鼻腔

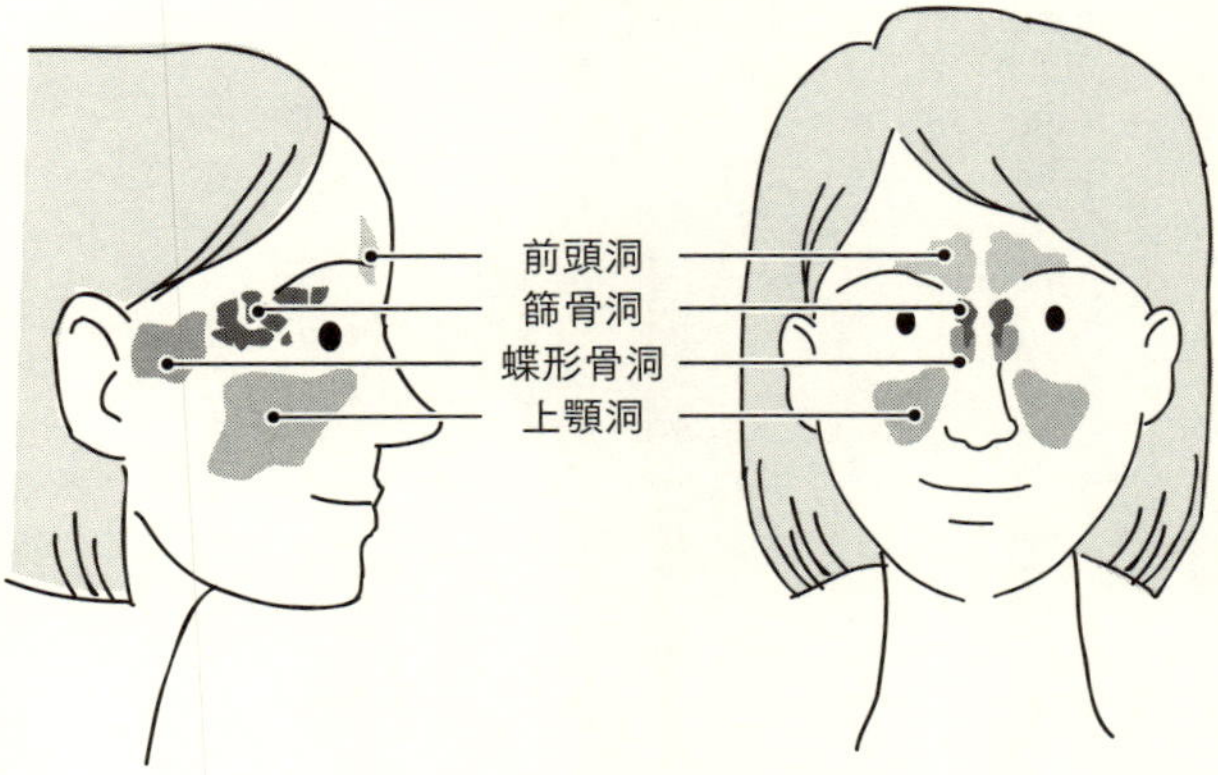

急性副鼻腔炎と慢性副鼻腔炎があります。

②急性副鼻腔炎のときの頭痛

急性副鼻腔炎では、顔面の痛みや頭痛をおこしやすいことが知られています。これらの痛みは、炎症によって副鼻腔の内圧が上昇し、その刺激が粘膜に影響することによっておこるとされています。

痛みが現れる場所は、どの副鼻腔に炎症がおこったかによって異なります。前頭洞に炎症がおこると眉間の奥に痛みを感じます。上顎洞に炎症がおこると頬の付近の痛みとして感じます。前頭洞や上顎洞は比較的表面に近いところにあるので、眉間や頬を指で軽く叩いてみると痛みがひびきます。鼻の奥にある篩骨洞に炎症がおこると頭の芯の痛みとして感じます。蝶形骨洞は鼻の奥から耳にかけてひろがっていますから、耳のほうへ痛みがひびきます。

こうした痛みは、非拍動性で持続した痛みなので、緊張型頭痛と間違えられることがあるようです。

急性副鼻腔炎では急に痛みが現れ、頭を抱え込んでしまうほどのかなり激しい痛みになることも少なくありませんから、脳の病変が疑われて画像検査が行われがちです。たしかに、ＭＲＩ検査では炎症像を捉《とら》えることができます。しかし、ＣＴ検査では脳を写す場合とは機械の条件を変えないと、うまく写らないことも多いのです。

急性副鼻腔炎は、やはり感染症ですから発熱があります。とはいっても部分的な炎症ですからそれほど高い熱は出ず、37～38度程度のことが多いようです。また、血液検査をすると、白血球が増加しているなどの炎症反応が認められますが、検査値が大きく上昇するというほどではありません。

このような症状に気づけば、治療は簡単です。消炎鎮痛薬と抗生物質の服用によって、激しい痛みは少なくとも数日で軽くなります。あとは症状に応じて薬の服用を減らしていけば、やがて治っていきます。

③慢性副鼻腔炎のときの頭痛

急性副鼻腔炎の痛みが治まっても、副鼻腔内の貯留物が完全に消えてしまうとは限りません。粘液が残ってしまうこともあります。このような場合には、蓄膿症《ちくのうしょう》ともよばれる慢性副鼻腔炎に移行していると考えられます。

慢性副鼻腔炎では炎症は軽度ですから、副鼻腔の内圧が上昇しているわけではないので、通常では頭痛はおこらないと考えられています。それでも、「頭がズーンと痛い」と訴える患者さんがいるのも事実です。そういった場合には2つの考え方があります。

ひとつは、たとえ軽度な炎症であってもときとして痛みを感受することがあるかもしれない、という説です。このような場合は、副鼻腔炎による直接の影響といえるでしょう。もうひとつは、慢性副鼻腔炎だけでは痛みは出なくても、鼻づまりなどのうっとうしさがあるためにストレスタイプの緊張型頭痛がおこるのではないか、という説です。

私は後者の説を支持していますので、このような患者さんには、必要に応じてエチゾラム（商品名デパスなど）などの抗不安薬を処方することがあります。それである程度症状が軽減する患者さんも少なくありません。

また、なんらかの感染によって慢性副鼻腔炎が急性増悪することがあります。そのような場合は急性副鼻腔炎と同じですから、強い頭痛がおこることがあります。

慢性副鼻腔炎は、日本人の約70％がかかっているとも言われており、耳鼻咽喉科《じびいんこうか》を受診しても、そう積極的な治療は行わないでしょう。一般的には、内服薬やネブライザー（吸入器）での投薬、副鼻腔内の膿《うみ》や鼻汁の吸引除去などの治療が中心で、とくに症状がなければ、骨を穿刺するなどして粘液を排出させる、といった治療までは行わないのがふつうだからです。それでも、ズーンとした鈍い痛みが残っているときは、耳鼻咽喉科を受診することをお勧めします。

◉片頭痛

片頭痛タイプの緊張型頭痛（変容型片頭痛）の症状だけを見ると、そのおおもとが片頭痛なのかどうかを見分けにくいことは第4章で述べましたが、ここではそれとは別に、片頭痛なのに肩こりタイプの緊張型頭痛と誤診されてしまうケースを紹介します。片頭痛については、第4章（116ページ～）でくわしく説明しました。

①なぜ緊張型頭痛と間違える？

片頭痛はときどきおこる発作性の頭痛であり、緊張型頭痛はだらだらと続く持続性の頭痛ですから、間違える余地はなさそうに思えます。ところが実際の診療の場では、しばしば間違えられることがあるのです。

それは、頭痛がおこる前兆（前駆症状）の出方によります。片頭痛は、前兆のある片頭痛と前兆のない片頭痛に大きく分かれます。前兆のある片頭痛の場合には、目の前に大きな星のようなものが現れたり、眩《まぶ》しくて目が見えなくなるといった視覚性の前兆が現れます。これを閃輝暗点《せんきあんてん》といいます。前兆のある片頭痛の人は20％弱です。

残りの80％の人が前兆のない片頭痛ということになりますが、まったくなにも前兆がないわけではありません。生あくびが出る、首が張る、なんとなく頭痛がおこりそうな予感がするといった前兆が大部分の人に現れます。このうちで、首の張りを訴える場合が問題となってきます。首の張りではなく、肩こりと表現する患者さんもたくさんいますから、肩こりタイプの緊張型頭痛と間違えられてしまうのです。

②緊張型頭痛との見分け方

じつは、片頭痛と肩こりタイプの緊張型頭痛の見分け方はいたって簡単です。緊張型頭痛では首や肩のこりは頭痛と並行してずっと続きますが、片頭痛の前兆である首や肩のこりは徐々に現れ、30分〜数時間経つと脈と一致したズキンズキンとした頭痛に移行していきます。片頭痛がおこったあとも首や肩のこりは続き、片頭痛の消失に伴って軽減していきます。つまり、首や肩のこりが頭痛とともにずっと続いているのが緊張型頭痛であり、首や肩のこりが頭痛経過の一部として出現するのが片頭痛なのです。

しかし、患者さんのなかには緊張型頭痛と片頭痛を併せ持っている人もいます。そのような人では、通常は持続性の首や肩のこりと持続する頭痛があり、ときにそのこりがぐっと強まってきて、そののちに片頭痛からくる痛みが加わるという経過を示します。ですから、首や肩のこりがあるかどうかだけでなく、そのこりの時間的な変動についても医師はよく観察しておく必要があるのです。

◉上部頸椎異常による頭痛

①なぜ緊張型頭痛と間違える？

頸椎《けいつい》は７個の骨から構成されていて、上から第１～第７頸椎とよばれます（図５−４）。上部頸椎というのは第１頸椎、第２頸椎を指し、この異常によって頭痛がおこることがあるということが19世紀の医学論文で示されています。

上部頸椎異常とは、第１頸椎が頭蓋骨と癒着していたり、第１頸椎と第２頸椎がつくる関節の適合がわるかったり（脱臼や亜脱臼）、また骨にリウマチ性変化が見られる状態です。このような異常による痛みは、頭の芯から後頭部中央にかけて感じられます。痛みは持続性で、体位や環境などによってその程度

図 5-4　頸椎

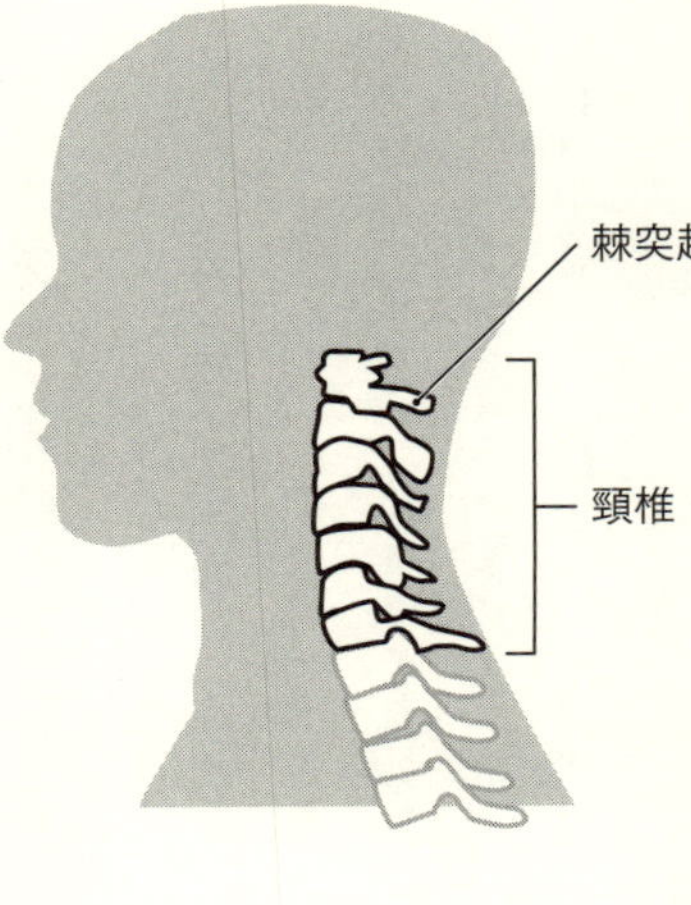

が変化することはありませんが、後頭骨のすぐ下にある第1頸椎の棘突起《きょくとっき》を強く押さえると、痛みの程度が多少変動することがあります。

この場合の痛みは持続性ですから、診断基準に照らし合わせると緊張型頭痛ということになってしまいます。ところが筋肉性の痛みはまったくありませんから、第2章の肩こりタイプの緊張型頭痛には一致しません。もともと持続性の痛みですから、第4章の片頭痛タイプの緊張型頭痛でもありません。それならば第3章のストレスタイプの緊張型頭痛と一致するかというと、精神的な要因を思わせる態度や症状は患者さんにはまったく見当たらないのです。

②治療と対策は？

上部頸椎異常によって頭痛をおこしている患者さんを、私は5〜6人診たことがあります。いずれも第1頸椎と第2頸椎にズレが認められましたが、そのズレはわずかであり、よほど注意してレントゲン写真を点検しないと見落としてしまう程度でした。ズレの原因は、スケートボードに乗っていて転倒した、顔を上げたときに後頭部を棚で強打した、交通事故などで外傷を受けたといったことで、おそらく上部頸椎を支える靱帯《じんたい》が部分的に断裂しているのではないかと考えられます。

このような軽微な断裂の場合には、脳外科医も整形外科医もリスクのほうが大きいといって手術をしてくれませんので、よく効くとはいえない鎮痛薬でなだめながら対応しているのが実情です。

【コラム】脳血管障害と頭痛

「いつも頭痛がして、このままでは脳梗塞《のうこうそく》になるのではないかと心配です」と言って医療機関を受診する人はずいぶんたくさんいますが、結論からいえば、このような心配は無用です。

脳の血管がつまったり、破れたりして脳への血液供給が途絶えた状態を「脳血管障害」といいます。脳の血管がつまる脳梗塞と、脳の血管が破れて出血する脳出血やくも膜下出血が代表的です。

脳梗塞でも脳出血でも、通常、発症するときには頭痛はおこりません。脳梗塞では、小脳・延髄・橋《きょう》を収容する後頭蓋窩《こうとうがいか》とよばれる場所で梗塞がおこると不定の頭痛が出ることがありますが、それ以外では頭痛は出ません。脳出血の場合には、血管外に漏れ出た血液が溜まって血腫《けっしゅ》を形成して脳圧が上昇したり、漏れ出た血液の刺激によって頭痛が出ることがあります。くも膜下出血では血管が破れた瞬間にはじめて強い頭痛がおこります。

このように、脳血管障害の発症後に頭痛が出ることはあるのですが、発症前に頭痛が出ているということはないのです。脳血管障害をおこした人のなかには以前から頭痛があったという人が多いので、その発症に頭痛が関与しているように思われがちですが、頭痛がさきに出ていたとしても、それは脳血管障害とはまったく関連性がありません。発症前から緊張型頭痛などの慢性頭痛があったというだけのことなのです。

ちなみに片頭痛にしても、ごく特殊なタイプの片頭痛以外は脳血管障害をおこすことはありません。このような特殊なタイプの片頭痛だけを取り上げて「片頭痛を治さないと脳梗塞になる」などと主張し、片頭痛の受診を増やそうとする動きがあったせいか、最近では片頭痛の患者さんが生命保険に加入しようとしても拒否されるという由々しい事態がおきました。現在では、加入に際しては片頭痛であるという医師の診断書があればよいことになっているそうですが、まだ混乱が残っているかもしれません。

おわりに

わが国での頭痛医療は、欧米に比較して残念ながら10年以上遅れていると言われています。これは単に診断という点だけでなく、とくに治療学については20年以上の遅れとなっている部分も多いのです。

片頭痛に対する薬剤であるトリプタン製剤が発売になったときには、製薬会社などを介していろいろと頭痛に関する情報がもたらされましたが、これらの情報はあくまでトリプタンを中心としたものであり、片頭痛に偏っていました。学術団体がトリプタンを扱ういくつかの製薬会社との「友好関係」を重視してしまったことから、緊張型頭痛は学会ではほとんど無視されているのが現状です。したがって、当面は緊張型頭痛への新たな対応への進歩は考えにくいのが実情なのです。

私は、頭痛医療という立場から考えるとすべての頭痛に対する進歩が必要であると考えていました。日本には頭痛に関する本格的な医学書が存在しなかったところから、25年間の経験をもとに2005年にわが国初の頭痛医学書である『臨床頭痛学』（診断と治療社）を刊行しました。片頭痛だけに偏らず、さまざまな頭痛について臨床医に知ってもらいたかったのです。さらに、2008年には『頭痛クリニック2』（診断と治療社）という緊張型頭痛単独の専門書を刊行するところまでこぎ着けました。

すでに本文で読者の方々にはわかっていただけたと思いますが、緊張型頭痛という頭痛は診断的にはアバウトな部分が多いので、診断だけでなく、頭痛のおこった背景まで考えて治療を行わなければ、なかなかよくなりません。それを書物で他人に向かって発信するとき、どこまで咀嚼して伝えられるかという点についてはずいぶん時間をかけて考えたという記憶があります。

したがって、医師に対しては頭痛全体についての情報を発信できたと思うのですが、さて一般の患者さんにはどうしたらよいだろう、と新たな悩みが頭をもたげてきました。たしかに「緊張型頭痛」という名称だけは、多くの人に知られるようになってきました。しかし診断名だけが独り歩きし、患者さんが自分の痛みの本質を理解できなかったら、解決への糸口が見つからず、なんの意味もありません。

学術団体が発行している医師向けのガイドラインを、一般の方向けのバージョンにした書物があります。緊張型頭痛の患者さんでも、何人もの方が読み、その感想を聞かせてくれたのですが、ほとんど自分の症状を解決する参考にはならなかったと漏らしていました。ある患者さんにいたっては、「緊張型頭痛はあまりにもないがしろにされている」と、怒りさえにじませていました。そうした声を聞いていたので、どうすれば患者さんに「なるほど」と思ってもらえ、かつ痛みの解決に役立つ情報を発信することができるか、考えるようになったのです。

そんな折、講談社の編集部より勧めをいただいたことで、本書の執筆を決意しました。しかしながら執筆を始めてみると、一般向けの本については、専門書よりもさらに困難を感じたというのが本音です。また、捉えどころがなくアバウトな緊張型頭痛について、医師でも「なるほど」と思うような、すなわちガイドラインよりも水準が高く、かつ理解しやすいものにしたい、そういう〝頭痛専門医〟としての欲も出てきました。私は以前より緊張型頭痛についてはしばしば学会報告をしていましたし、少なくとも国内では学術業績もそれなりの実績があると自負しております。「患者さんにはもちろん、医師にとっても参考となるようなものにしたい。自分の経験をもってすれば、緊張型頭痛をわかりやすく表現できるはずだ」と自らを鼓舞し、執筆にあたった次第です。

幸か不幸か、本書の担当をしていただいた嘉山さんが多忙を極めたということもあり、その「お蔭」で、できあがった原稿を何回も見直す機会を得ました。見直すたびにいろいろと考え、書き直す部分が随所に見つかり、やっと本稿にたどり着いたのです。緊張型頭痛について、読者の方々にだいたいのことはわかっていただけたのではないでしょうか。また読者の方自身に頭痛がある場合、だいたいの対処法を把握し、今後の指針を示すことくらいはできたのではないかと思います。

最後になりますが、とにかく知っておいていただきたいのは、緊張型頭痛は、高血圧や脳梗塞などの生活習慣病とは異なり、将来、生命を脅《おびや》かすようなものではないということです。これを知っただけで症状が軽減する人もかなりいますので、「将来、寿命を縮めるのではないか」などといった誤った不安を抱かないようにしてください、というメッセージをもって筆を置きたいと思います。

| 著　者 | 寺本 純

1950年生まれ。名古屋大学医学部卒業。国立武蔵療養所神経センター(現国立精神・神経医療研究センター)、奈良県立医科大学神経内科、名鉄病院神経内科部長を経て、1996年、名古屋に寺本神経内科クリニックを開設。頭痛診療の名医として、テレビや雑誌でも活躍。日本頭痛学会専門医、日本神経学会専門医。日本初の頭痛専門書『臨床頭痛学』(診断と治療社)のほか、一般向けの健康書『群発頭痛を治す』『こうして治す片頭痛』(ともに講談社)など、著書多数。

頭痛《ずつう》をスッキリ治《なお》す本《ほん》
いちばん多い頭痛＝緊張型頭痛のすべて　　健康ライブラリー

2016年9月29日　第1刷発行

著　者　寺本《てらもと》 純《じゅん》
発行者　鈴木 哲
発行所　株式会社講談社
東京都文京区音羽二丁目12－21　郵便番号112－8001
電話番号　編集　03－5395－3560
販売　03－5395－4415
業務　03－5395－3615
印刷所　慶昌堂印刷株式会社
製本所　株式会社若林製本工場

ISBN978-4-06-259852-1
N. D. C. 493　164p　19cm

【講談社　健康ライブラリー】

群発頭痛を治す

寺本神経内科クリニック院長
寺本　純

頭痛の中で、もっとも強烈に痛くてつらい群発頭痛。耐えがたい痛みに立ち向かうには？　群発頭痛の基礎知識から、最新の治療法、つらさをわかってくれる医師のさがし方まで、適切な治療を受けるための処方箋。

1300円

口腔顔面痛を治す

どうしても治らない「歯・口・顔・あごの痛みや違和感」がわかる本

静岡市立清水病院口腔外科
井川雅子
静岡赤十字病院神経内科部長
今井　昇
東京女子医科大学准教授
山田和男

検査をしても異常なし。神経を抜いても歯を抜いても治らない。こんな原因不明の痛みや違和感はどこからくるのか？　脳の変調でおこる口や顔の症状、三環系抗うつ薬を中心とした薬物療法、認知行動療法を詳説。

1400円

勉強も仕事もどんどん楽しくなる！
1日5分！　大人のビジョン・トレーニング

監修　**北出勝也**
視機能トレーニングセンター
ジョイビジョン代表
米国オプトメトリスト

中高生から大人まで簡単にできる12種類のトレーニングを豊富なイラストで紹介。眼の運動をすれば、頭痛が改善、読み書き・運動の苦手さを解消、注意力がアップしてミスが軽減するなど、職場や学校での効果は抜群！

1300円

100歳まで自分の歯を残す4つの方法

東京医科歯科大学准教授
木野孔司
サイトウ歯科院長
齋藤　博

東京医科歯科大学顎関節治療部のトップと、独自の歯周病ケア技術を開発した歯科医が、一生噛める歯を維持するための方法を惜しげもなく公開！「歯みがきポスター」など、今日から使える実用付録つき。

1400円

頭痛薬が効かない頭痛になったとき読む本

寺本神経内科クリニック院長
寺本　純

頭痛薬を飲んでいるのに、かえって頭痛がひどくなるという「薬物乱用頭痛」になってしまったら？　頭痛診療の名医が、基礎知識から最新治療まで、さらに薬物乱用頭痛との賢いつきあい方もていねいに解説。

1300円

定価は本体価格（税別）です。定価は変更することがあります。

［講談社　健康ライブラリー　イラスト版］

首・肩・腕の痛みとしびれをとる本

監修　井須豊彦
釧路労災病院脳神経外科部長

しつこい痛みやしびれの原因となる頸椎・頸髄の病気は画像診断だけではわからない。どこにかかればよいか、手術しかないのか？　病院の診察・診断の進め方から治療法の選択まで名医が疑問に答える決定版！

1200円

脳梗塞の防ぎ方・治し方

監修　高木　誠
東京都済生会中央病院院長

体の半身に力が入らない、ろれつが回らない……。これらは様子見では手遅れになる脳梗塞の前ぶれ症状。そのとき家族はどうしたらよいか。脳梗塞のリスクから再発を防ぐ治療法、生活改善法までがわかる一冊。

1200円

画像ではわからないしつこい腰の痛みを治す本

監修　井須豊彦
釧路労災病院脳神経外科部長

腰痛で画像検査をしても八割以上は原因不明。一方で治療が可能な腰痛の解明も進んでいる。本書ではつらい症状の原因を探り、体にやさしい治療法を紹介。背骨の手術のメリット・デメリットについても解説。

1200円

自分で治せる！顎関節症

監修　木野孔司
東京医科歯科大学歯学部附属病院
顎関節治療部部長

患者さんの8割にそのクセがある！　顎関節症の最大の原因は上下の歯を接触するクセ「ＴＣＨ」。コツをつかんで毎日取り組めば、わずか3ヵ月で治るコントロール法を、豊富なイラストで徹底図解。

1300円

高血圧を自分で下げる5つの習慣

監修　苅尾七臣
自治医科大学内科学講座
循環器内科学部門主任教授

昼間の健康診断ではわからない「夜間高血圧」と「早朝高血圧」。危険なこの状態を解消するたった5つの習慣を紹介。あなたの血圧を24時間パーフェクトにコントロールするポイントはこれを見ればわかる！

1300円

定価は本体価格（税別）です。定価は変更することがあります。